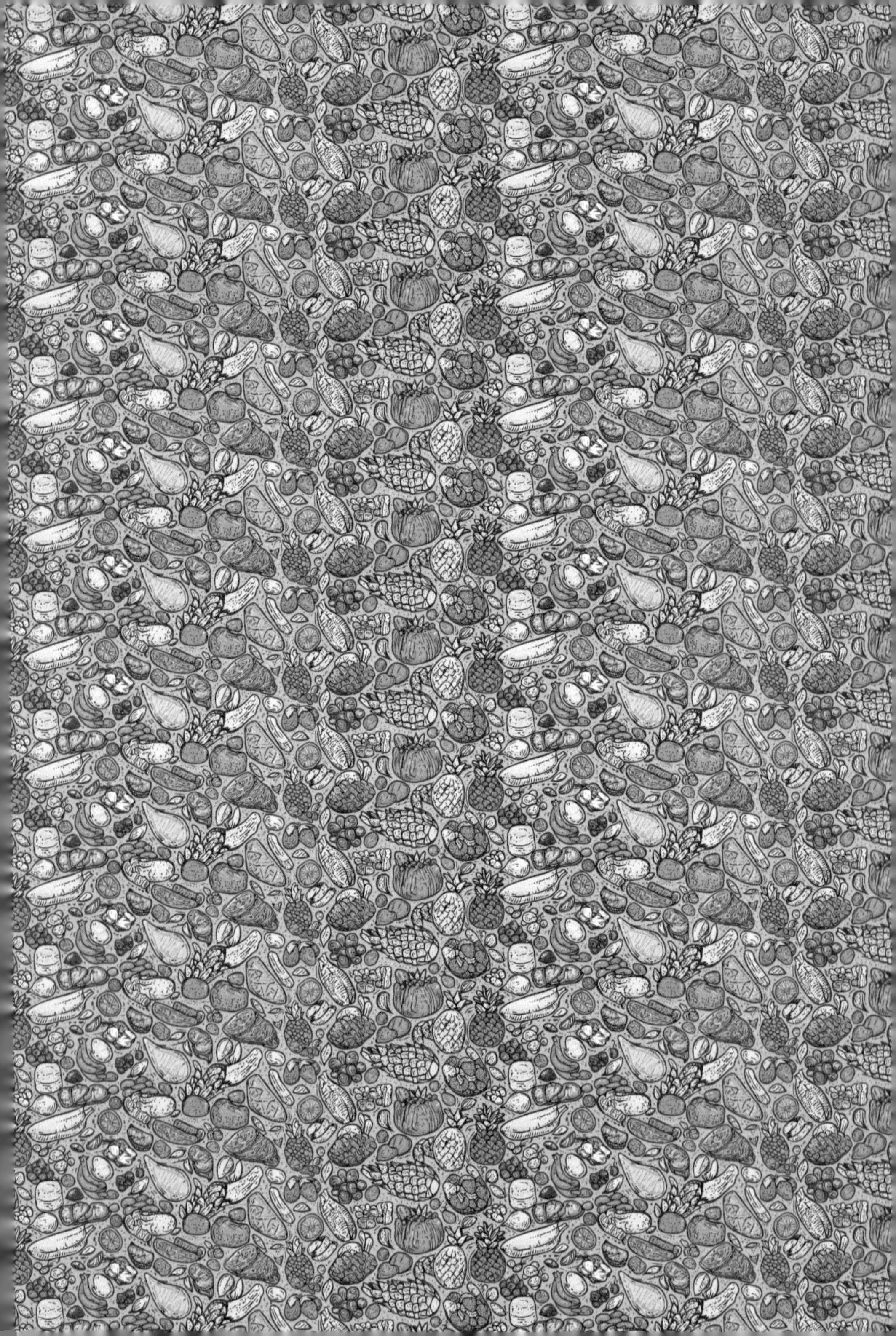

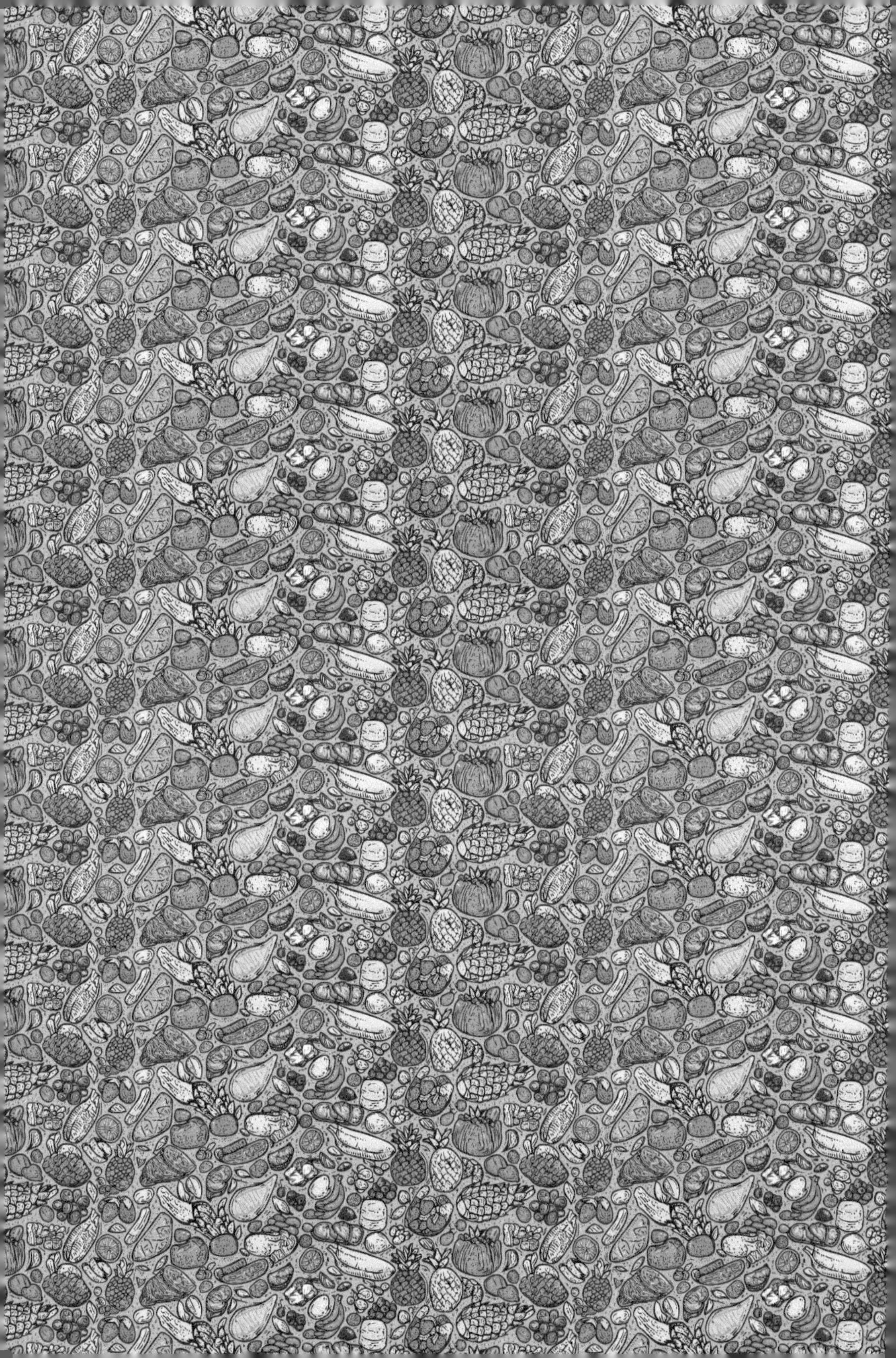

Aviso legal

Saage Media GmbH
c/o SpinLab – The HHL Accelerator
Spinnereistraße 7
04179 Leipzig, Germany
E-Mail: contact@SaageMedia.com
Web: www.SaageMedia.com
Commercial Register: Local Court Leipzig, HRB 42755 (Handelsregister: Amtsgericht Leipzig, HRB 42755)
Managing Director: Rico Saage (Geschäftsführer)
VAT ID Number: DE369527893 (USt-IdNr.)

Editorial: Saage Media GmbH
Publicación: 02.2025
Diseño de portada: Saage Media GmbH
ISBN Tapa blanda (es): 978-3-384-53334-0
ISBN Ebook (es): 978-3-384-53335-7

Legal / Avisos

Los enlaces externos y las referencias a fuentes enumerados en este libro fueron verificados al momento de la publicación. El autor no tiene influencia sobre los diseños y contenidos actuales y futuros de las páginas vinculadas. El proveedor del sitio web vinculado es el único responsable de los contenidos ilegales, incorrectos o incompletos, así como de los daños que surjan del uso o no uso de la información, no quien hace referencia a la publicación respectiva a través de enlaces. Todas las fuentes externas utilizadas se enumeran en la bibliografía. A pesar del cuidadoso control del contenido, no asumimos ninguna responsabilidad por el contenido de fuentes externas. Los operadores de las fuentes citadas son los únicos responsables de su contenido. Las imágenes y fuentes de terceros están marcadas como tales. La reproducción, procesamiento, distribución y cualquier tipo de explotación fuera de los límites de los derechos de autor requieren el consentimiento por escrito del autor o creador respectivo.
Este libro ha sido traducido del alemán. No se pueden descartar completamente las desviaciones del original o los errores de traducción. Todas las fuentes citadas en el libro están disponibles en inglés. No asumimos ninguna responsabilidad por inexactitudes o malentendidos de contenido que puedan surgir por la traducción.
Los datos de los diagramas que no están marcados explícitamente con una fuente no se basan en estudios, sino que son suposiciones no vinculantes para una mejor visualización.
Este libro fue creado utilizando Inteligencia Artificial (IA) y otras herramientas. Entre otras cosas, se utilizaron herramientas para la investigación, la escritura/edición y la generación de ilustraciones decorativas. A pesar del control, no se pueden descartar completamente los errores. Nos gustaría enfatizar que el uso de la IA sirve como herramienta de apoyo para proporcionar a nuestros lectores una experiencia de lectura de alta calidad e inspiradora.

Las referencias y citas contenidas en este libro han sido cuidadosamente investigadas y reproducidas en su significado. La interpretación y presentación del contenido citado refleja la comprensión del autor y no necesariamente corresponde con la intención u opinión de los autores originales. Para las citas parafraseadas, las declaraciones principales de las fuentes originales se han incorporado al contexto de esta obra según el mejor saber y entender, pero pueden desviarse de las formulaciones originales y matices de significado debido a la transferencia y simplificación. Todas las fuentes utilizadas están completamente listadas en la bibliografía y pueden leerse allí en el original. La responsabilidad de la interpretación y la incorporación contextual del contenido citado recae en el autor de este libro. Para preguntas científicas e información detallada, se recomienda consultar las fuentes originales. El autor se ha esforzado por presentar temas científicos complejos de manera generalmente comprensible. No se pueden excluir simplificaciones y generalizaciones. No se puede garantizar la exactitud técnica y la integridad de las presentaciones simplificadas. La reproducción parafraseada de citas y hallazgos científicos se realiza conscientemente cumpliendo con la ley de citas según § 51 UrhG y todas las disposiciones relevantes de derechos de autor de otros países. Al simplificar, transferir y posiblemente traducir contenido científico a un lenguaje generalmente comprensible, se pueden perder matices de significado y detalles técnicos. El autor no reclama derechos sobre las obras citadas y respeta todos los derechos de autor de los autores originales. Si se detecta un uso no autorizado, el autor solicita ser notificado para tomar las medidas apropiadas. Para fines académicos y cuando se utiliza como referencia científica, se recomienda expresamente consultar las fuentes originales. La presentación simplificada sirve exclusivamente para información científica popular.
La información contenida en este libro sobre la alimentación antiinflamatoria en enfermedades reumáticas ha sido cuidadosamente investigada y compilada con el mejor conocimiento posible. Sin embargo, no se pueden excluir completamente los errores. Las recomendaciones y estrategias dietéticas presentadas para el reumatismo, la artrosis y otras enfermedades inflamatorias no sustituyen el asesoramiento o tratamiento médico profesional. Antes de iniciar un cambio en la dieta, especialmente en el caso de enfermedades autoinmunes existentes como la artritis reumatoide o la artritis psoriásica, debe consultar a su médico tratante o a un nutricionista calificado. El efecto de ciertos alimentos o formas de alimentación puede variar considerablemente de una persona a otra. Las recomendaciones dietéticas descritas deben entenderse como medidas de apoyo y no sustituyen un tratamiento médico necesario. No se puede garantizar la eficacia de las estrategias dietéticas presentadas. No se asume ninguna responsabilidad por daños a la salud que puedan surgir de la aplicación de la información contenida en este libro. Todos los nombres de marcas y marcas registradas de suplementos alimenticios o alimentos especiales son propiedad de sus respectivos propietarios. Las fuentes científicas y estudios en los que se basan las recomendaciones dietéticas se enumeran en el apéndice.

Bendis Saage

Dieta Antiinflamatoria: Nutrición para Artritis Reumatoide y Enfermedades Autoinmunes

Guía práctica de medicina nutricional para combatir la inflamación silenciosa y gestionar el cambio de dieta en condiciones reumáticas

83 Fuentes
45 Diagramas
66 Imágenes
7 Ilustraciones

Queridos lectores,

les agradecemos de corazón que hayan elegido este libro. Con su elección, no solo nos han brindado su confianza, sino también parte de su valioso tiempo. Lo apreciamos mucho.

Las enfermedades reumáticas afectan a millones de personas y pueden limitar significativamente la calidad de vida. La buena noticia: un cambio dietético específico puede influir positivamente en los procesos inflamatorios. Este libro especializado muestra de manera sistemática cómo los afectados pueden aliviar sus molestias a través de una alimentación antiinflamatoria. Combina los conocimientos actuales de la medicina nutricional con guías prácticas para su implementación en la vida cotidiana. Los lectores obtienen una visión fundamentada de las interrelaciones entre la alimentación y los procesos autoinmunes. Se consideran tanto los fundamentos de la alimentación antirreumática como las particularidades específicas de enfermedades como la artritis reumatoide, la artrosis y la artritis psoriásica. Con recomendaciones concretas de acción, planes de alimentación y consejos prácticos, este libro apoya en la transformación gradual de la propia dieta. Aproveche el poder de la alimentación adecuada para reducir sus molestias de manera natural y mejorar su calidad de vida.

Esta guía le proporciona información comprensible y práctica sobre un tema complejo. Gracias a herramientas digitales desarrolladas internamente que también utilizan redes neuronales, pudimos realizar investigaciones exhaustivas. El contenido se ha estructurado de manera óptima y desarrollado hasta la versión final para proporcionarle una visión general bien fundamentada y de fácil acceso. El resultado: obtiene una visión integral y se beneficia de explicaciones claras y ejemplos ilustrativos. El diseño visual también se ha optimizado mediante este método avanzado para que pueda captar y utilizar la información rápidamente.

Nos esforzamos por la máxima precisión, pero agradecemos cualquier indicación de posibles errores. Visite nuestro sitio web para encontrar las últimas correcciones y adiciones a este libro. Estas también se incorporarán en futuras ediciones.

¡Esperamos que disfrute leyendo y descubriendo cosas nuevas! Si tiene sugerencias, críticas o preguntas, esperamos sus comentarios. Solo mediante el intercambio activo con ustedes, los lectores, las futuras ediciones y obras podrán ser aún mejores. ¡Manténgase curioso!

Bendis Saage

Saage Media GmbH - Equipo

- www.SaageBooks.com/es
- support@saagemedia.com
- Spinnereistraße 7 - c/o SpinLab – The HHL Accelerator, 04179 Leipzig, Germany

Acceso rápido al conocimiento

Para garantizar una experiencia de lectura óptima, nos gustaría familiarizarle con las características principales de este libro:

- **Estructura Modular:** Cada capítulo es independiente y puede leerse sin depender de los demás.
- **Investigación Exhaustiva:** Todos los capítulos se basan en una investigación exhaustiva y están respaldados por referencias científicas. Los datos mostrados en los diagramas sirven para una mejor visualización y se basan en suposiciones, no en los datos proporcionados en las fuentes. Una lista completa de fuentes y créditos de imágenes se encuentra en el apéndice.
- **Terminología Clara:** Los términos técnicos subrayados se explican en el glosario.
- **Resúmenes de Capítulos:** Al final de cada capítulo, encontrará resúmenes concisos que le dan una visión general de los puntos clave.
- **Recomendaciones Concretas:** Cada subcapítulo concluye con una lista de consejos específicos para ayudarle a poner en práctica lo aprendido.

Materiales adicionales de bonificación en nuestro sitio web

En nuestro sitio web, planeamos poner a su disposición los siguientes materiales exclusivos:

- Contenido adicional y capítulos extra
- Un resumen general compacto
- Una versión de radioteatro. (En planificación)

El sitio web está actualmente en construcción.

www.SaageBooks.com/es/
alimentacion_para_enfermedades_reumaticas-bonus-2IW33N

Índice

- 2. Conceptos nutricionales específicos para cada enfermedad
  - 2. 1 Nutrición en la artritis reumatoide
    - Alimentos antiinflamatorios
    - Alimentos críticos
    - Ritmo de las comidas
  - 2. 2 Nutrición en la artrosis
    - Nutrientes protectores de las articulaciones
    - Control de peso
    - Sustancias regeneradoras del cartílago
  - 2. 3 Nutrición en la artritis psoriásica
    - Nutrición beneficiosa para la piel
    - Alimentos inmunomoduladores
    - Combinaciones de nutrientes

1. Fundamentos de la nutrición antirreumática

¿Podemos realmente influir en las molestias reumáticas a través de la alimentación adecuada? La investigación de los últimos años muestra conexiones claras entre los alimentos y los procesos inflamatorios en el cuerpo. Lo que comemos influye directamente en los procesos bioquímicos en nuestras articulaciones y tejidos. Los modernos conocimientos en nutrición médica abren nuevos caminos en el tratamiento de enfermedades reumáticas. Las siguientes páginas revelan las bases científicas de una terapia nutricional específica y muestran cómo puede implementarla en su vida diaria.

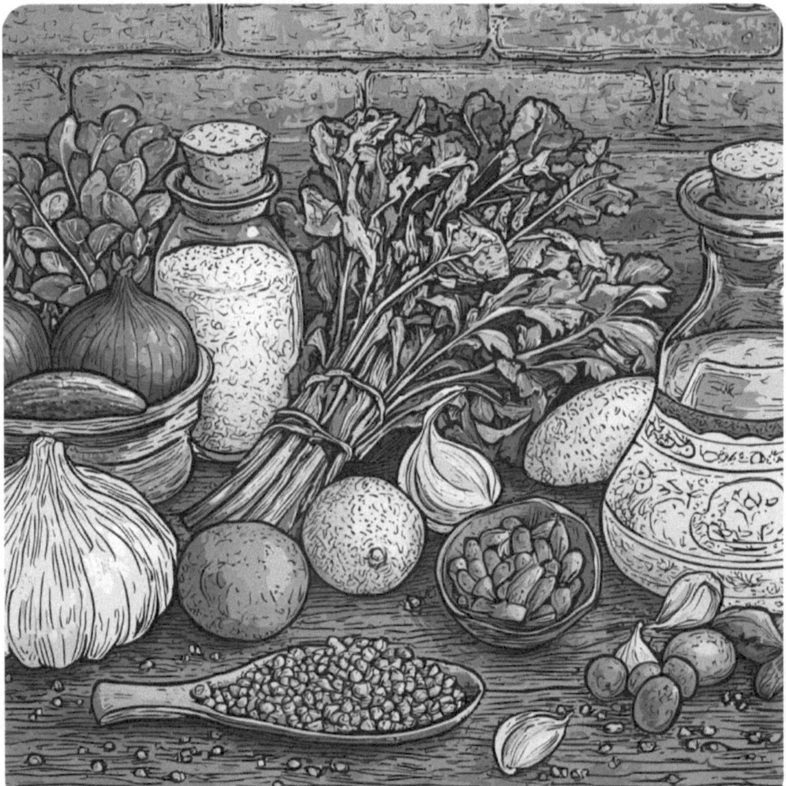

1. 1 Principios de la medicina nutricional

La alimentación influye de manera comprobada en los procesos inflamatorios del cuerpo y, por lo tanto, desempeña un papel crucial en las enfermedades reumáticas. Tanto los alimentos que fomentan la inflamación como los que la inhiben afectan la flora intestinal, el metabolismo y, en última instancia, el curso de la enfermedad. Un cambio dietético específico puede aliviar los síntomas y mejorar la calidad de vida. Descubra en este capítulo cómo los principios de la nutrición médica forman la base para una alimentación antirreumática.

Una dieta antirreumática debe incluir alimentos antiinflamatorios como frutas, verduras, nueces, legumbres, productos integrales, ácidos grasos omega-3 y especias, mientras que se deben reducir los alimentos proinflamatorios como la carne roja y procesada, los carbohidratos refinados, las grasas saturadas y el consumo excesivo de sal, para promover la salud intestinal y influir positivamente en los procesos metabólicos.

Relación entre la nutrición y la inflamación

La nutrición influye de manera comprobada en los procesos inflamatorios del cuerpo [s1]. Los alimentos que fomentan la inflamación, como la carne roja y la sal, pueden afectar negativamente a la artritis reumatoide, alterando la flora intestinal y la composición corporal [s2]. Una dieta rica en fibra, como los productos integrales, tiene un efecto positivo sobre los marcadores inflamatorios asociados con la artritis reumatoide [s2]. Los ácidos grasos poliinsaturados, especialmente los ácidos grasos omega-3, también tienen propiedades antiinflamatorias y antioxidantes [s2]. Pueden reducir la inflamación y aliviar los síntomas de la artritis reumatoide [s2]. Otros alimentos antiinflamatorios incluyen frutas, verduras, nueces, legumbres, especias y proteínas vegetales [s3]. En cambio, la carne roja y procesada, los carbohidratos refinados y las grasas saturadas se consideran proinflamatorios [s3]. La dieta mediterránea, rica en ácidos grasos insaturados y antioxidantes, puede reducir la inflamación y mejorar la función física [s4]. Alternativamente, una dieta vegana puede reducir la reactividad inmunitaria a ciertos alérgenos alimentarios, promoviendo así la remisión en la artritis reumatoide [s4]. Una dieta de eliminación, que excluye alérgenos potenciales, puede ayudar a controlar los síntomas de la artritis reumatoide asociada a alimentos [s4]. La calidad de los carbohidratos también influye en la inflamación sistémica: una dieta rica en fibra muestra una relación negativa con marcadores inflamatorios como CRP e IL-6 [s5]. Un alto consumo de sal agrava los efectos negativos de otros factores ambientales y se asocia con un mayor riesgo de artritis reumatoide [s5]. La vitamina D y los probióticos también podrían ofrecer beneficios protectores [s2]. Algunas especias poseen propiedades antiinflamatorias [s2].

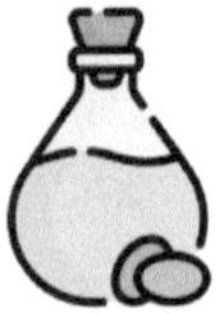

Bueno saber

Artritis Reumatoide

Una enfermedad articular crónica inflamatoria caracterizada por dolor, hinchazón y rigidez en las articulaciones. La nutrición puede influir en el curso de la enfermedad, promoviendo o inhibiendo la inflamación.

Dieta Mediterránea

Un patrón dietético rico en frutas, verduras, aceite de oliva, pescado y productos integrales. La dieta mediterránea es baja en carne roja y alimentos procesados. Tiene un efecto positivo en la salud y puede reducir la inflamación en el cuerpo, lo que puede ser beneficioso en enfermedades reumáticas.

Dieta Vegana

Un estilo de alimentación que evita completamente los productos de origen animal. Una dieta vegana, si se planifica y ejecuta correctamente, puede ayudar a reducir la inflamación y modular el sistema inmunológico, lo que puede tener un efecto positivo en las enfermedades reumáticas. Sin embargo, es importante asegurar una ingesta adecuada de nutrientes, especialmente de vitamina B12, hierro y ácidos grasos omega-3.

Correlación entre la Dieta y los Marcadores de Inflamación

Ilustra la relación entre el índice inflamatorio dietético y los niveles de PCR.

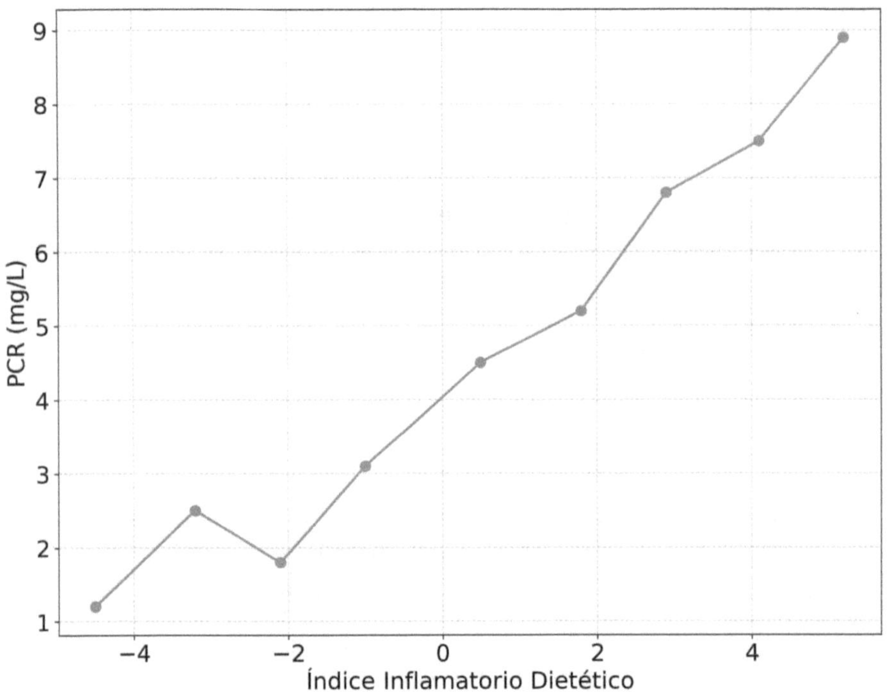

Este gráfico sugiere una correlación positiva entre un índice inflamatorio dietético más alto (dieta proinflamatoria) y niveles elevados de PCR, lo que indica un aumento de la inflamación sistémica. Las personas con puntuaciones más bajas en el índice inflamatorio dietético (dieta antiinflamatoria) tienden a tener niveles más bajos de PCR, lo que sugiere un mejor manejo de la inflamación. Esto respalda la importancia de una dieta antiinflamatoria en el manejo de las afecciones inflamatorias.

Procesos metabólicos en las enfermedades reumáticas

Las enfermedades reumáticas a menudo se asocian con procesos metabólicos alterados que pueden influir en el curso de la enfermedad. Un elemento central es la resistencia a la insulina, que ocurre con frecuencia en los afectados y se relaciona con concentraciones elevadas de mediadores proinflamatorios, como TNF-α, IL-1α, IL-1β e IL-6 [s6]. Estos citoquinas juegan un papel clave en la aparición de inflamaciones y dolores, síntomas típicos de las enfermedades reumáticas. Por lo tanto, una estrategia nutricional que influya positivamente en el metabolismo puede contribuir a aliviar las molestias. La dieta cetogénica, que mediante una drástica reducción de carbohidratos transforma el metabolismo hacia la quema de grasa y la formación de cuerpos cetónicos, muestra enfoques prometedores [s6]. Al mejorar la sensibilidad a la insulina, esta forma de alimentación puede reducir la liberación de citoquinas proinflamatorias y, por ende, atenuar los procesos inflamatorios en el cuerpo [s6]. Otro efecto positivo de la dieta cetogénica es la reducción de peso, que a menudo se presenta como un efecto secundario. El sobrepeso intensifica la reacción inflamatoria en el cuerpo, ya que el tejido adiposo también contribuye a la producción de mediadores proinflamatorios [s6]. Por lo tanto, la pérdida de peso puede disminuir la carga de estos mediadores y así reducir la actividad inflamatoria.

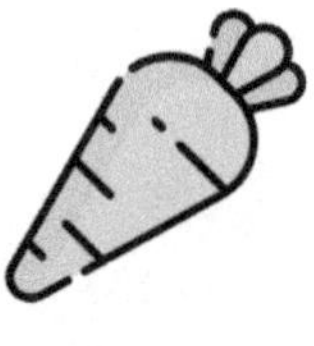

Aquellos que sufren de molestias reumáticas y, al mismo tiempo, tienen sobrepeso, podrían beneficiarse de los efectos positivos sobre el metabolismo y el peso de una dieta cetogénica, siempre que sea supervisada por un médico o un nutricionista. Es importante considerar la viabilidad a largo plazo y las necesidades individuales.

Bueno saber

Cuerpos cetónicos

Los cuerpos cetónicos son moléculas ricas en energía que el cuerpo produce cuando quema grasa en lugar de carbohidratos. Sirven como fuente alternativa de energía para el cerebro y los músculos y pueden tener efectos positivos sobre los procesos inflamatorios en las enfermedades reumáticas.

Dieta cetogénica

La dieta cetogénica es una forma de alimentación muy baja en carbohidratos y rica en grasas. A través de la reducción de la ingesta de carbohidratos, el cuerpo cambia su metabolismo y utiliza la grasa como fuente principal de energía. Se producen cuerpos cetónicos, que pueden tener un efecto antiinflamatorio y aliviar las enfermedades reumáticas.

Resistencia a la insulina

La resistencia a la insulina se presenta cuando las células del cuerpo ya no responden adecuadamente a la hormona insulina. Esto conduce a niveles elevados de azúcar en sangre y puede promover procesos inflamatorios en el cuerpo, que juegan un papel en las enfermedades reumáticas.

Actividad Metabólica e Inflamación en Enfermedades Reumáticas

Correlación entre la actividad metabólica, los marcadores de inflamación y la intensidad de la enfermedad en afecciones reumáticas.

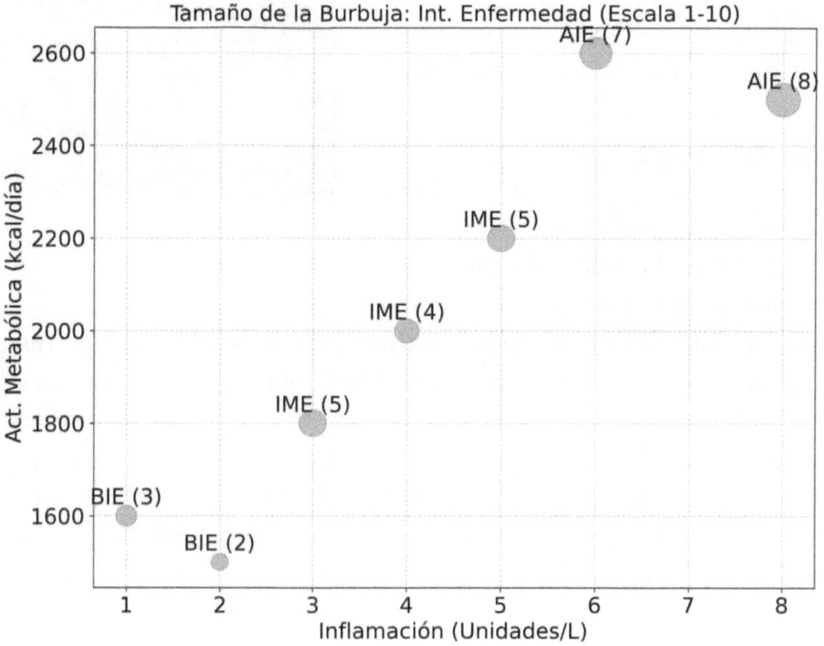

Blasengröße: Int. Enfermedad (Escala 1-10)

- AIE: Alta Intensidad de la Enfermedad
- BIE: Baja Intensidad de la Enfermedad
- IME: Intensidad Moderada de la Enfermedad

El gráfico sugiere un posible vínculo entre una mayor actividad metabólica y un aumento de los marcadores de inflamación en personas que experimentan síntomas de enfermedad reumática más intensos. Aquellos con intensidad de enfermedad moderada muestran un rango de actividad metabólica, lo que indica la influencia de otros factores. Una menor actividad metabólica parece estar asociada con una menor inflamación, independientemente de la intensidad de la enfermedad.

Importancia de la salud intestinal

El intestino, más específicamente su microbiota, influye en la digestión, la absorción de nutrientes y las reacciones inflamatorias locales [s7]. Un microbioma optimizado puede mejorar la digestión y aliviar las molestias gastrointestinales [s7]. Así, mediante la selección específica de alimentos que promueven una flora intestinal saludable, se puede influir positivamente en la función digestiva.

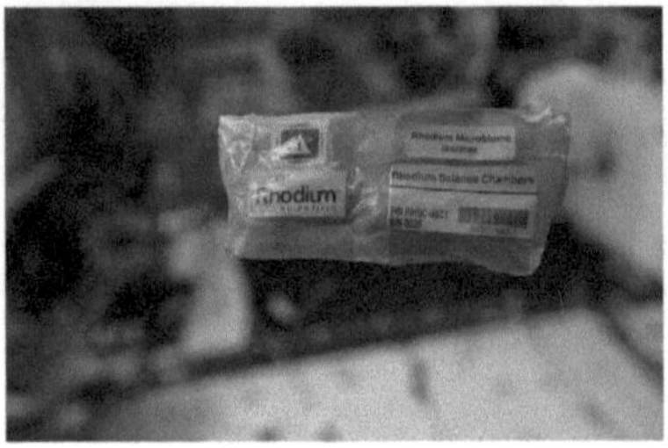

microbiota [i2]

Los alimentos ricos en fibra, por ejemplo, fomentan el crecimiento de bacterias beneficiosas y la producción de ácidos grasos de cadena corta (AGCC), que tienen efectos antiinflamatorios [s8]. Una dieta rica en fibra puede influir positivamente en la composición microbiana y, por ende, aumentar la producción de AGCC [s8]. Estos AGCC, a su vez, pueden reducir la inflamación y, por lo tanto, tener un impacto positivo en las enfermedades reumáticas [s8]. Al mismo tiempo, es recomendable evitar alimentos que favorezcan un desequilibrio en la flora intestinal (disbiosis) [s7]. Una disbiosis, es decir, una flora intestinal alterada, puede intensificar la inflamación y hacer que la mucosa intestinal sea más permeable ("Intestino permeable") [s7]. Esta mayor permeabilidad puede facilitar la absorción de sustancias no deseadas y promover procesos inflamatorios en el cuerpo [s7]. Por lo tanto, la salud intestinal no solo contribuye a la salud general, sino que también influye en el curso de las enfermedades reumáticas [s8] [s9]. Un cambio dietético específico puede optimizar la flora intestinal y así aliviar los síntomas de las enfermedades reumáticas [s9].

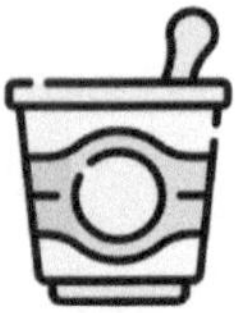

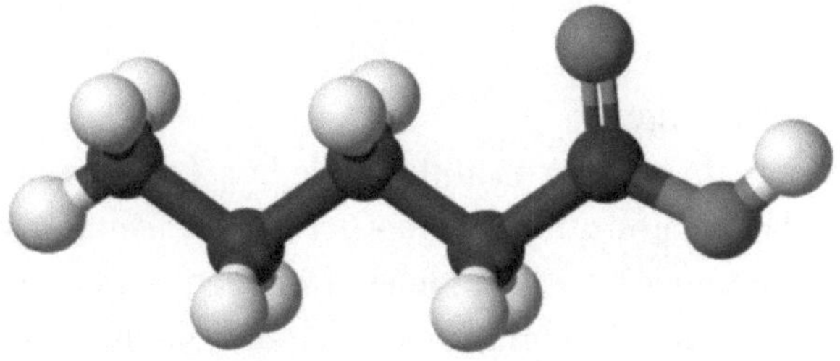

Ácidos grasos de cadena corta [i1]

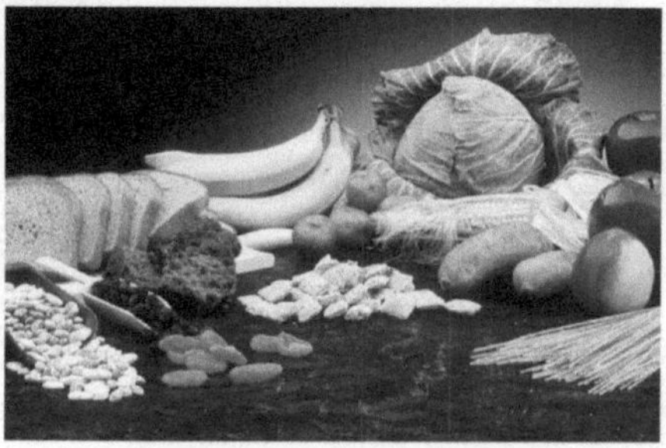

Fibra dietética [i3]

Bueno saber

Intestino permeable

Describe una mayor permeabilidad de la mucosa intestinal. Esto puede permitir que sustancias no deseadas ingresen al torrente sanguíneo y desencadenen inflamaciones, lo que es problemático en enfermedades reumáticas, ya que puede agravar los síntomas.

Microbioma

Se refiere a la totalidad de los genes de todos los microorganismos en el intestino. El microbioma influye en la absorción de nutrientes y el sistema inmunológico, lo que juega un papel importante en las enfermedades reumáticas, ya que puede modular la respuesta inmune e influir en la inflamación.

Microbiota

La totalidad de todos los microorganismos que habitan en el intestino. Un microbiota equilibrado es crucial para una digestión saludable y un sistema inmunológico fuerte, lo cual es especialmente importante en enfermedades reumáticas, ya que puede reducir la inflamación en el cuerpo.

Composición de la microbiota intestinal

Distribución típica de la microbiota intestinal.

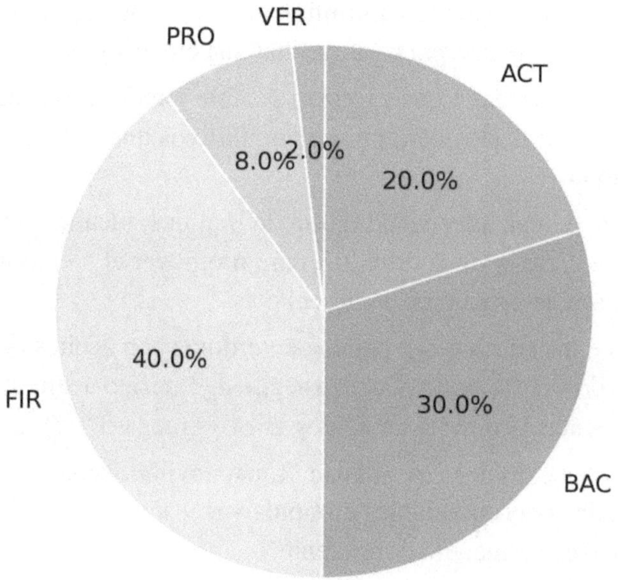

ACT: Actinobacterias

BAC: Bacteroidetes

FIR: Firmicutes

PRO: Proteobacterias

VER: Verrucomicrobia

Una microbiota intestinal equilibrada es crucial para la salud en general, especialmente en afecciones como las enfermedades reumáticas. Si bien existen variaciones, este gráfico refleja una distribución general. Una mayor proporción de bacterias beneficiosas como *Bacteroidetes* y *Firmicutes*, combinada con niveles equilibrados de *Actinobacteria*, contribuye a un entorno intestinal saludable. Los desequilibrios, como un crecimiento excesivo de *Proteobacteria*, pueden estar asociados con la inflamación y pueden exacerbar los síntomas reumáticos. Promover una microbiota diversa y equilibrada a través de la dieta y las intervenciones en el estilo de vida puede influir positivamente en la función inmunológica y potencialmente aliviar la actividad de la enfermedad.

Consejos concretos

- Integra diariamente una porción de alimentos fermentados como chucrut o kimchi en tu dieta para apoyar tu flora intestinal.
- Experimenta con especias antiinflamatorias como cúrcuma, jengibre y canela en tus platos para aprovechar sus efectos positivos.
- Prepara tus comidas lo más frescas posible y reduce el consumo de alimentos procesados para minimizar aditivos que fomenten la inflamación.
- Asegúrate de una adecuada ingesta de líquidos, idealmente con agua, tés sin endulzar o jugos diluidos, para promover el metabolismo y la eliminación de productos de desecho.
- Enriquece tus ensaladas y platos de verduras con aceites de alta calidad, prensados en frío, como aceite de linaza o aceite de oliva, para aumentar la ingesta de ácidos grasos omega-3.
- Planifica tus comidas con antelación para evitar decisiones alimenticias poco saludables e impulsivas y seguir tus objetivos nutricionales de manera consistente.
- Incorpora ejercicio regular en tu rutina diaria para estimular el metabolismo y potenciar los efectos antiinflamatorios de la dieta.
- Reflexiona sobre tus hábitos alimenticios e identifica posibles desencadenantes de tus molestias reumáticas para evitarlos de manera específica.
- Crea tus recetas individuales con verduras y frutas de temporada para aportar variedad a tu dieta y optimizar la ingesta de nutrientes.
- Sustituye los carbohidratos refinados por alternativas ricas en fibra como pan integral o quinoa para mantener estable tu nivel de azúcar en sangre.

1. 2 Agentes antiinflamatorios

Las inflamaciones crónicas juegan un papel central en las enfermedades reumáticas y causan dolor, rigidez y limitaciones funcionales. La alimentación ofrece oportunidades para influir positivamente en estos procesos inflamatorios. Varios nutrientes, incluidos los fitoquímicos, los ácidos grasos esenciales, así como las vitaminas y minerales, poseen propiedades antiinflamatorias y pueden modular la actividad de la enfermedad. Descubra a continuación cómo puede apoyar su salud mediante una selección específica de alimentos.

> *Para un efecto antiinflamatorio óptimo, es crucial mantener un equilibrio adecuado entre los ácidos grasos omega-6 y omega-3, ya que un exceso de omega-6 puede promover la inflamación.*

Compuestos vegetales secundarios

Los compuestos vegetales secundarios, presentes en frutas, verduras y especias, ofrecen diversas oportunidades para influir en las inflamaciones en el cuerpo [s10] [s11]. Actúan de diferentes maneras sobre los procesos inflamatorios. Por ejemplo, los flavonoides, que se encuentran en abundancia en frutas y verduras, inhiben la producción de mediadores proinflamatorios y al mismo tiempo fortalecen las defensas antioxidantes del cuerpo [s10]. Los carotenoides, también presentes en muchos alimentos vegetales, reducen los factores inflamatorios gracias a sus propiedades antioxidantes [s10]. Además, las fibras, que son transformadas por la flora intestinal en ácidos grasos de cadena corta, contribuyen a la reducción de la inflamación [s10]. Por lo tanto, quienes complementan su dieta con una mayor cantidad de verduras y frutas coloridas pueden beneficiarse de las propiedades antiinflamatorias de los compuestos vegetales secundarios. Las especias ofrecen otra fuente de sustancias bioactivas. La canela, el ajo, el jengibre, la cúrcuma y el azafrán son solo algunos ejemplos de especias con propiedades antiinflamatorias [s11]. El curcumina, el principal componente activo de la cúrcuma, influye en el metabolismo del ácido araquidónico e inhibe la expresión de citosinas proinflamatorias [s11]. De manera similar, el jengibre actúa reduciendo la producción de mediadores proinflamatorios [s12]. La pungencia del jengibre, causada por gingeroles, shogaoles y otros

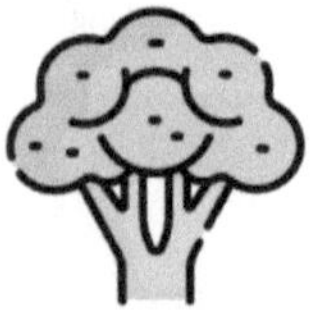

compuestos bioactivos, no solo es una experiencia de sabor, sino también un indicador de sus propiedades antiinflamatorias [s12]. Sin embargo, la efectividad de estos compuestos puede verse afectada por el almacenamiento y la preparación [s11]. Los polifenoles, un gran grupo de compuestos vegetales secundarios, también tienen efectos antiinflamatorios e inmunomoduladores, especialmente los flavonoides [s13]. Interfieren en diversas vías de señalización dentro de las células involucradas en las reacciones inflamatorias, incluyendo la vía de señalización NF-κB y la vía MAPK [s13]. Además, los polifenoles influyen en mecanismos epigenéticos, que a su vez regulan la respuesta inmune y las reacciones inflamatorias [s13]. La diversidad de los compuestos vegetales secundarios y sus mecanismos de acción subraya el potencial de una dieta rica en plantas para apoyar el tratamiento de enfermedades inflamatorias.

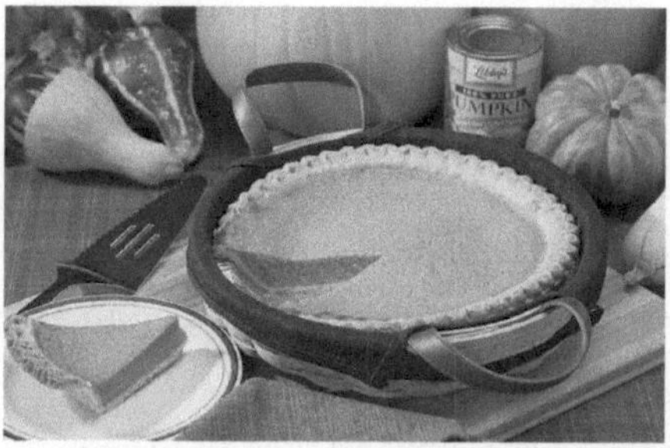

Carotenoides [i4]

Bueno saber

Ácidos grasos de cadena corta

Los ácidos grasos de cadena corta, como el butirato, el acetato y el propionato, sirven como fuente de energía para las células del epitelio intestinal y promueven su salud. Un intestino sano es importante para la regulación inmune y puede ayudar a reducir la inflamación crónica en el cuerpo. También pueden fomentar la producción de citocinas antiinflamatorias.

Mecanismos epigenéticos

Los mecanismos epigenéticos influyen en la expresión génica sin alterar la secuencia de ADN. Los polifenoles pueden provocar cambios epigenéticos que afectan la actividad de los genes involucrados en las reacciones inflamatorias. Esto puede tener efectos a largo plazo en la regulación de la inflamación.

Vía de señalización NF-ϰB

La vía de señalización NF-ϰB es una vía de transducción de señales importante involucráda en la regulación de las reacciones inflamatorias. Los polifenoles pueden modular esta vía y así influir en la expresión de genes proinflamatorios.

Fitoquímicos antiinflamatorios

Comparación del contenido de fitoquímicos antiinflamatorios en plantas seleccionadas.

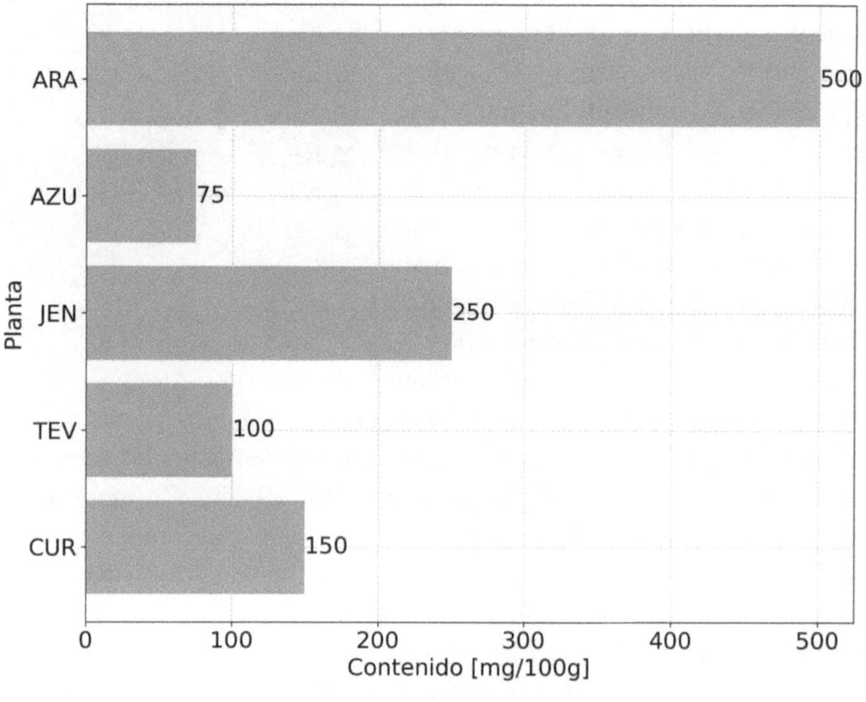

ARA: Ajo

AZU: Arándanos

CUR: Cúrcuma

JEN: Jengibre

TEV: Té Verde

El gráfico destaca la variación en el potencial antiinflamatorio entre diferentes fuentes vegetales. Los valores más altos sugieren una mayor concentración de estos compuestos beneficiosos, lo que podría ofrecer efectos antiinflamatorios más significativos. Elegir plantas con valores más altos podría contribuir a una dieta dirigida a controlar la inflamación.

Ácidos grasos esenciales

Los ácidos grasos insaturados, especialmente el Omega-3 y el Omega-6, influyen de manera significativa en los procesos inflamatorios en el cuerpo. No actúan de manera uniforme, sino que despliegan diferentes efectos. Los ácidos grasos Omega-3, presentes en abundancia en pescados grasos como el salmón, la caballa y el arenque, tienen un efecto antiinflamatorio. Reducen la actividad de mediadores y enzimas proinflamatorias que están involucradas en el daño articular [s14] [s15]. Los ácidos grasos Omega-6, presentes en muchos aceites vegetales, pueden tener efectos tanto proinflamatorios como antiinflamatorios [s16]. La relación entre ambos ácidos grasos es crucial: un exceso de Omega-6 en comparación con Omega-3, como ocurre a menudo en la dieta occidental, puede favorecer la inflamación [s17]. Por lo tanto, se debe buscar un aporte equilibrado de ambos ácidos grasos. Por ejemplo, la integración específica de aceite de linaza o semillas de chía en la dieta, que son ricas en Omega-3, puede cambiar la relación a favor de los procesos antiinflamatorios. Los ácidos grasos Omega-3 también pueden promover la conversión de COX a Prostaglandina E3, que inhibe las prostaglandinas inflamatorias [s15]. Los estudios muestran que los ácidos grasos Omega-3 pueden reducir el dolor y la sensibilidad articular e incluso tener un efecto protector en la aparición de artritis reumatoide [s18] [s16]. Por lo tanto, un aporte adecuado de estos ácidos grasos puede influir positivamente en la actividad inflamatoria en enfermedades reumáticas.

Semillas de chía [i5]

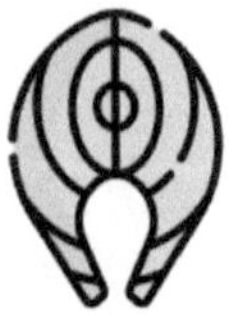

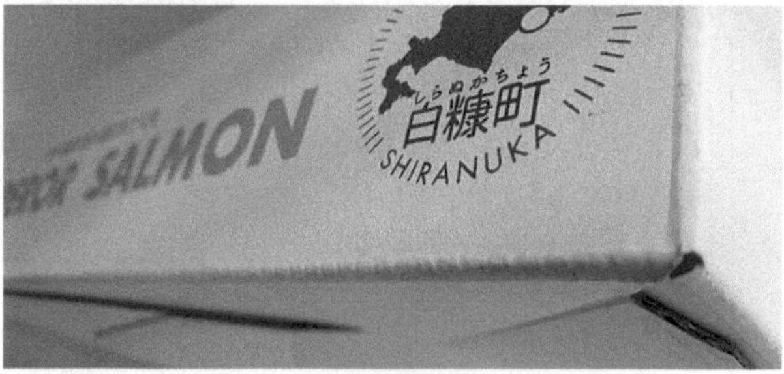

Salmón [i6]

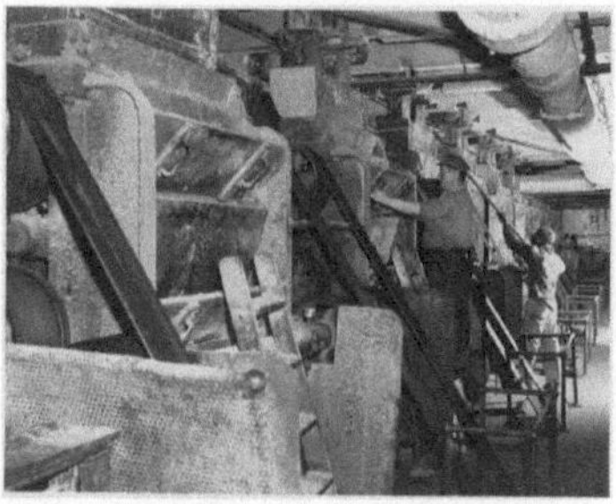

Aceite de linaza [i7]

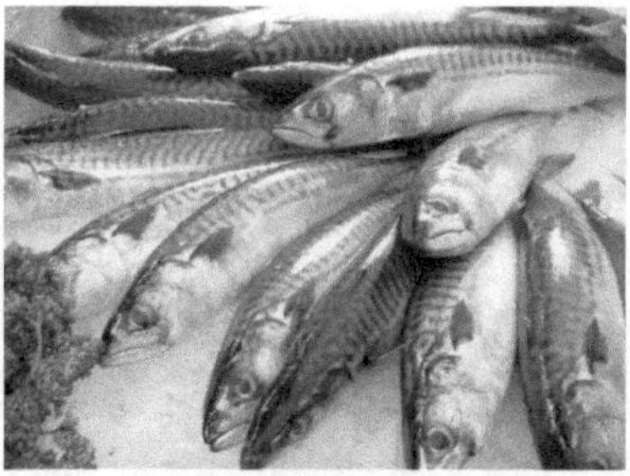

Caballa [i8]

Proporción de Omega-6 a Omega-3 en Alimentos Comunes

Impacto en la Inflamación

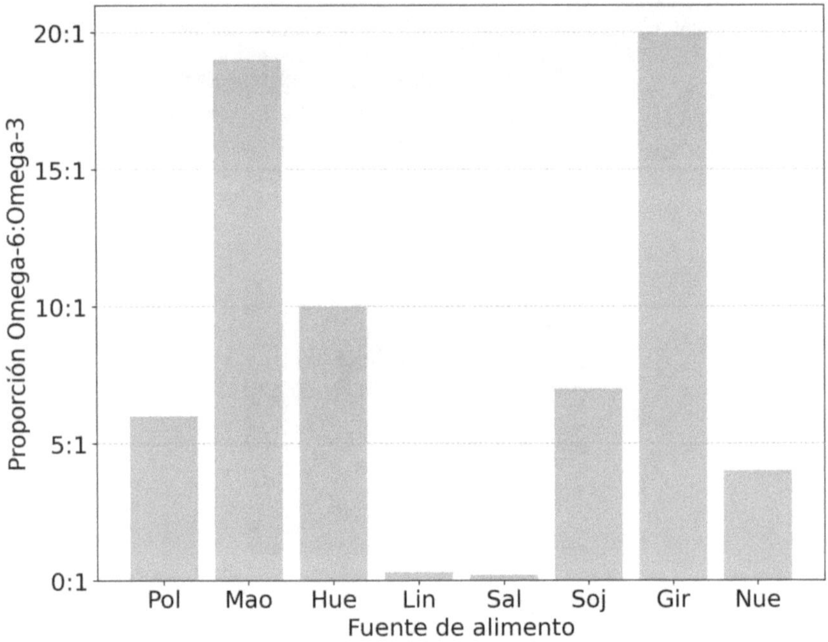

Gir: Aceite de Girasol

Lin: Aceite de Linaza

Nue: Nueces

Sal: Salmón

Hue: Huevos

Mao: Aceite de Maíz

Pol: Pollo

Soj: Aceite de Soja

Esta gráfica destaca la variación significativa en las proporciones de omega-6 a omega-3 en diferentes grupos de alimentos. Una proporción más baja generalmente se considera más deseable para controlar la inflamación, ya que la ingesta excesiva de omega-6 puede ser proinflamatoria. Observe cómo alimentos como el salmón y la linaza ofrecen un equilibrio beneficioso, mientras que otros como el aceite de maíz y el aceite de girasol exhiben una proporción mucho mayor, lo que podría contribuir a la inflamación si se consumen en grandes cantidades. Elegir alimentos con proporciones más bajas es importante para apoyar las estrategias dietéticas antiinflamatorias.

Vitaminas y minerales

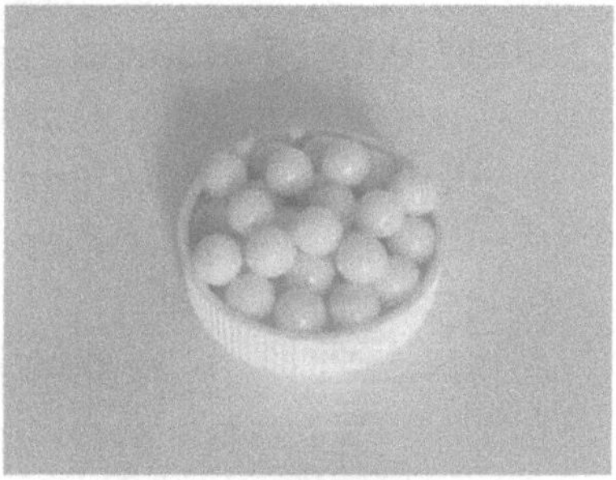

Vitamina A [i9]

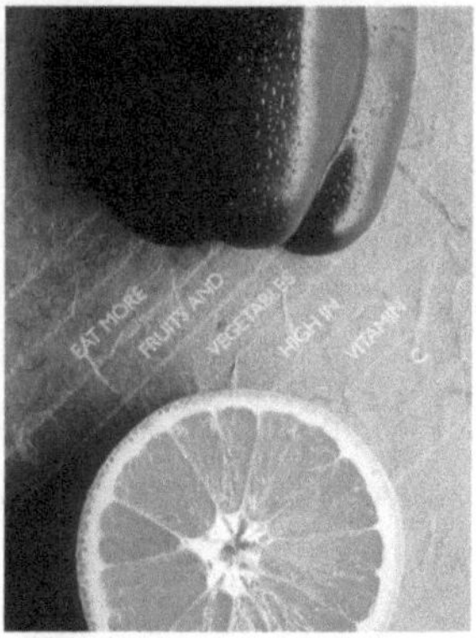

Vitamina C [i10]

Los micronutrientes, incluidos las vitaminas y los minerales, son esenciales para diversas funciones corporales, incluida la respuesta inmunitaria. Una deficiencia puede debilitar la defensa inmunológica y favorecer la inflamación, lo que puede ser problemático en enfermedades reumáticas [s19]. Las vitaminas relevantes para el sistema inmunológico incluyen la vitamina A, el complejo de vitamina B (B1, B2, B3, B5, B6, B7, B9 y B12), así como las vitaminas C, D y E. Los minerales importantes incluyen zinc, hierro, selenio y magnesio [s19]. El selenio, por ejemplo, influye en la actividad de las células asesinas naturales y los linfocitos T, modulando así la respuesta inmunitaria [s19]. Además de su papel en el sistema inmunológico, algunos micronutrientes pueden actuar directamente sobre los procesos inflamatorios. La vitamina D, por ejemplo, posee propiedades inmunomoduladoras y podría influir en el curso de la artritis reumatoide, aunque los mecanismos exactos requieren más investigación [s20]. Antioxidantes como la vitamina C, E, zinc y selenio pueden contrarrestar el estrés oxidativo en los afectados, aunque los estudios muestran resultados inconsistentes [s20]. Además de las vitaminas y minerales mencionados, hay otros micronutrientes que pueden desempeñar un papel en las enfermedades articulares. El glucosamina y el sulfato de condroitina, componentes importantes del cartílago y del líquido articular, promueven la formación de ácido hialurónico y proteoglicanos, que son cruciales para la estructura y función del cartílago [s21]. Un aporte específico de estos nutrientes puede aliviar los síntomas de la artrosis y ralentizar la progresión de la enfermedad [s21]. El curcumina, el principio activo de la cúrcuma, muestra efectos positivos sobre el dolor y la función articular en la artrosis de rodilla [s22]. En contraste, no se ha observado una mejora significativa en los síntomas de la artrosis con la vitamina E [s22]. También las mezclas de hierbas pueden reducir la rigidez articular, pero no tienen un impacto notable en el dolor o la función articular general [s22]. Una mediterrane_ernaehrungsweise, rica en ácidos grasos insaturados y antioxidantes, puede reducir la inflamación y mejorar la calidad de vida de las personas con artritis reumatoide [s23]. Los probióticos también pueden reducir la actividad inflamatoria en la artritis reumatoide al normalizar la flora intestinal y aumentar el bienestar general [s23]. Aquellos que complementan su dieta con alimentos como pescado graso (rico en ácidos grasos omega-3), frutas, verduras y nueces (ricas en antioxidantes) apoyan el suministro de nutrientes y pueden beneficiarse de los efectos positivos sobre los procesos inflamatorios.

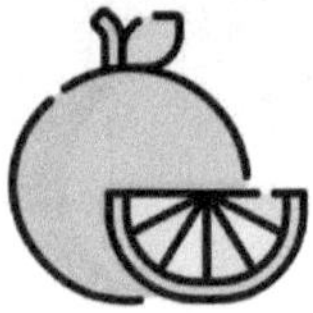

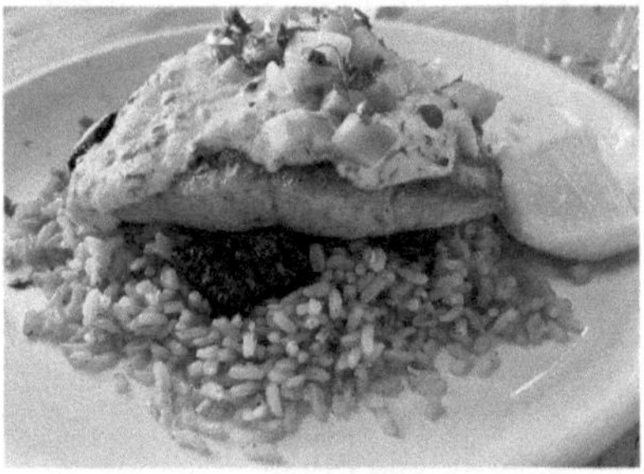

Zinc [i11]

Bueno saber

Complejo de vitamina B

El complejo de vitamina B incluye varias vitaminas que son importantes para el metabolismo energético y la función del sistema nervioso. Algunas vitaminas B también juegan un papel en la regulación de la respuesta inmunitaria y pueden influir en la inflamación. En enfermedades reumáticas, una ingesta adecuada de vitaminas B puede aliviar los síntomas.

Estrés oxidativo

El estrés oxidativo se produce por un desequilibrio entre los radicales libres y los antioxidantes en el cuerpo. Los radicales libres son moléculas agresivas que pueden dañar las células y promover la inflamación. En enfermedades reumáticas, el estrés oxidativo puede empeorar los síntomas.

Inmunomoduladores

Las sustancias inmunomoduladoras influyen en la actividad del sistema inmunológico. Pueden aumentar o disminuir la respuesta inmunitaria y así regular la inflamación. Algunos nutrientes, como la vitamina D, tienen propiedades inmunomoduladoras y pueden ser utilizados en enfermedades reumáticas.

Nutrientes Antiinflamatorios

Nutrientes importantes para dietas antiinflamatorias

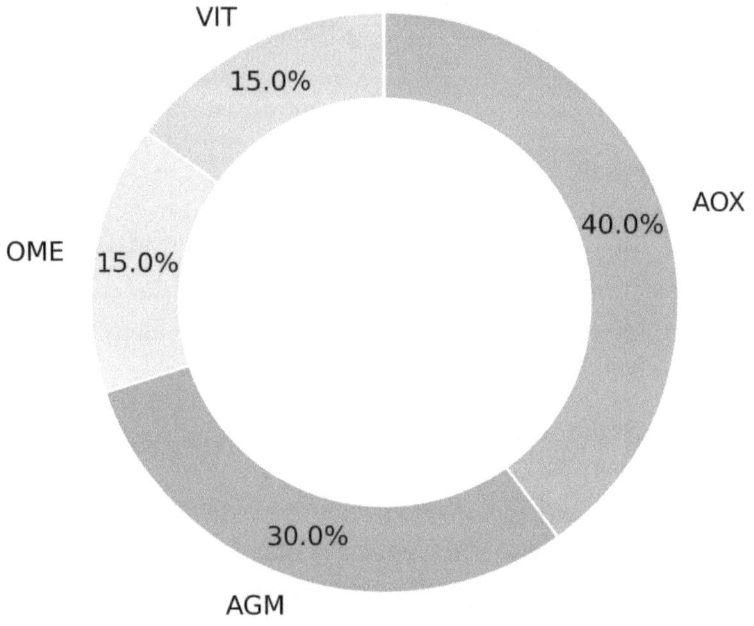

AGM: Ácidos Grasos Omega-3

OME: Especias Antiinflamatorias

AOX: Antioxidantes (Vit. A, C, E)

VIT: Otras Vitaminas y Minerales

Este gráfico destaca las áreas de enfoque recomendadas dentro de una dieta antiinflamatoria. Una parte significativa enfatiza los alimentos integrales ricos en antioxidantes (vitaminas A, C, E), ácidos grasos omega-3 y especias con propiedades antiinflamatorias (como la cúrcuma y el jengibre). Las porciones más pequeñas representan el papel de apoyo de otras vitaminas y minerales que contribuyen a la salud general y la función inmunológica. Subraya la importancia de un enfoque equilibrado, en lugar de centrarse en un solo nutriente.

Consejos concretos

- Beba diariamente una taza de leche dorada con cúrcuma, pimienta y un poco de grasa (por ejemplo, leche de almendras) para mejorar la absorción de curcumina.
- Combine alimentos antiinflamatorios, como salmón con brócoli y un aderezo de especias.
- Aproveche el poder de las bayas: integre diariamente arándanos, frambuesas o fresas en su dieta, ya sea como snack, en el muesli o como postre.
- Descubra la variedad de coles: prepare regularmente platos con col rizada, col roja, coliflor o brócoli.
- Reemplace el vinagre convencional por vinagre de manzana para beneficiarse de sus propiedades positivas.
- Germine legumbres o cereales por su cuenta para aumentar su densidad de nutrientes y biodisponibilidad.
- Aproveche las propiedades antiinflamatorias de los champiñones e integre diferentes variedades como shiitake o champiñones en sus comidas.
- Utilice siempre jugo de limón o lima recién exprimido al cocinar para aumentar la ingesta de vitamina C y mejorar la absorción de hierro de los alimentos vegetales.
- Enriquezca su dieta con nueces y semillas, que son ricas en ácidos grasos omega-3, vitamina E y otros micronutrientes importantes.
- Beba té verde para beneficiarse de su efecto antioxidante y antiinflamatorio.
- Prepare sus propios antipasti, marinando verduras como pimientos, calabacines o berenjenas en aceite de oliva y sazonándolas con hierbas y especias.

1. 3 Procesos inflamatorios relacionados con la nutrición

Los procesos inflamatorios relacionados con la alimentación juegan un papel decisivo en las enfermedades reumáticas. Las inflamaciones silenciosas dañan de manera inadvertida tejidos y órganos, favorecidas por una alimentación inadecuada y las intolerancias alimentarias. El estrés oxidativo, causado por un exceso de radicales libres, agrava estos procesos. Una alimentación adecuada puede influir en estos factores y, por lo tanto, ofrece un punto de partida para el alivio. Descubra en este capítulo cómo puede reducir los procesos inflamatorios a través de una alimentación específica y afectar positivamente su salud.

Los procesos inflamatorios relacionados con la alimentación son influenciados por una compleja interacción de diversos factores, entre los que se incluyen la dieta, la salud intestinal, las intolerancias alimentarias y el estrés oxidativo. Por lo tanto, un enfoque holístico y un cambio de estilo de vida adaptado, que incluya la alimentación, el ejercicio y la gestión del estrés, son fundamentales para la prevención y el alivio.

Inflamaciones silenciosas en el cuerpo

Las inflamaciones silenciosas a menudo transcurren en el cuerpo sin ser detectadas, sin los signos típicos de una inflamación aguda como enrojecimiento, hinchazón o dolor. Sin embargo, a largo plazo, dañan tejidos y órganos y favorecen enfermedades crónicas como problemas cardiovasculares, diabetes tipo 2 o artritis reumatoide [s24] [s25]. Un aumento en el valor de CRP en la sangre puede indicar estos procesos inflamatorios silenciosos [s25]. Por ejemplo, un valor persistentemente elevado de CRP altamente sensible (hs-CRP) puede señalar un mayor riesgo de enfermedades cardiovasculares. Las causas de estas inflamaciones son diversas: una dieta rica en alimentos procesados, ácidos grasos saturados, grasas trans y azúcar refinado proporciona al cuerpo componentes para mediadores proinflamatorios [s24] [s26]. Al mismo tiempo, carece de nutrientes antiinflamatorios como fibra, ácidos grasos insaturados y polifenoles de frutas, verduras, nueces y aceites vegetales [s24] [s26]. Otro factor es la composición de la flora intestinal (microbiota) [s26] [s27]. Una flora intestinal desequilibrada (disbiosis) puede intensificar la actividad inflamatoria en el cuerpo. La dieta occidental, baja en fibra y rica en alimentos procesados, promueve tal disbiosis [s26] [s27]. En contraste, la dieta mediterránea, rica en frutas, verduras y aceite de oliva, apoya una flora intestinal saludable y, por lo tanto, tiene un efecto antiinflamatorio [s26]. Además, el sobrepeso, especialmente grasa abdominal visceral, favorece las inflamaciones silenciosas, ya que las células grasas liberan mediadores proinflamatorios (citosinas) [s28] [s29] [s25]. Estas citocinas, como TNF-α e IL-6, activan vías de señalización que pueden llevar a resistencia a la insulina y, en última instancia, a diabetes tipo 2 [s29]. El estrés crónico también intensifica estos procesos [s30]. Para contrarrestar las inflamaciones silenciosas, se recomienda un cambio a una dieta basada en alimentos integrales, ricos en fibra, ácidos grasos insaturados y polifenoles. Integre regularmente alimentos probióticos como yogur o verduras fermentadas en su dieta para apoyar su salud intestinal [s26]. Además, el ejercicio regular y la reducción de peso pueden ayudar a disminuir los valores inflamatorios en el cuerpo [s28] [s31] [s25].

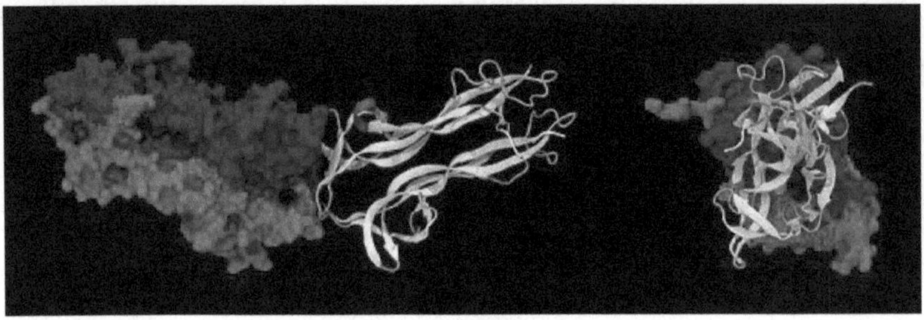

citocina [i12]

Bueno saber

Alimentos probióticos

Los alimentos probióticos contienen microorganismos vivos que pueden influir positivamente en la flora intestinal y promover la salud. Ejemplos incluyen yogur, kéfir, chucrut y kimchi.

Grasa abdominal visceral

La grasa abdominal visceral es el tejido graso que se acumula en la cavidad abdominal alrededor de los órganos internos. Es especialmente metabólicamente activa y libera mediadores proinflamatorios que aumentan el riesgo de enfermedades crónicas.

Grasas trans

Las grasas trans son ácidos grasos insaturados que se producen mediante procesamiento industrial, por ejemplo, al hidrogenar aceites vegetales. Tienen un efecto negativo en los niveles de colesterol y promueven inflamaciones en el cuerpo, aumentando el riesgo de enfermedades cardiovasculares.

hs-CRP

La proteína C-reactiva altamente sensible es una medición especial de CRP que puede detectar incluso bajas concentraciones en la sangre. Permite una evaluación más precisa del riesgo de enfermedades cardiovasculares, especialmente en personas con riesgo bajo a moderado.

Efecto de la dieta antiinflamatoria en los marcadores de inflamación

Ilustra el impacto teórico de una dieta antiinflamatoria en los marcadores inflamatorios a lo largo del tiempo.

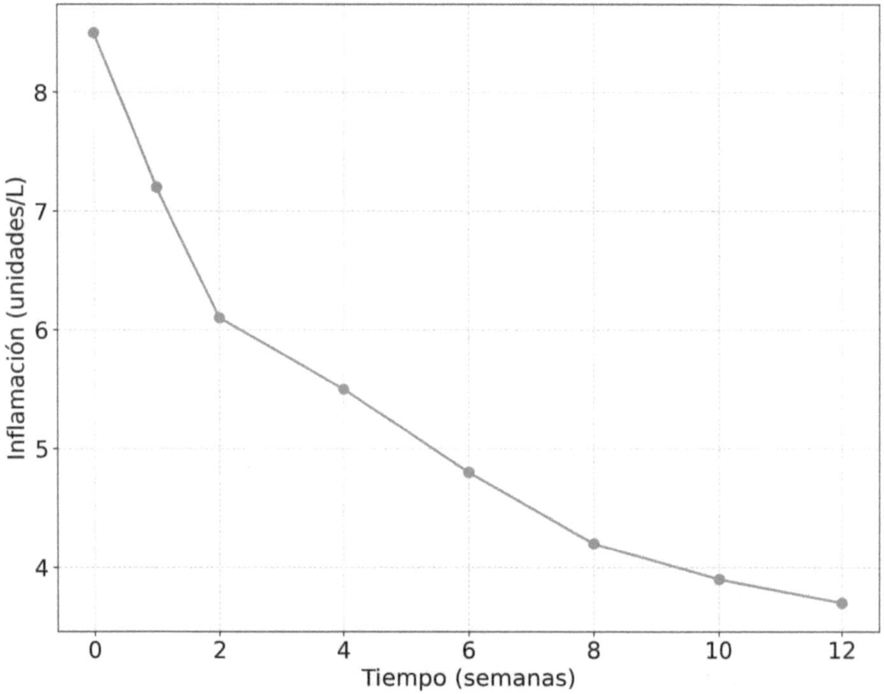

El gráfico muestra una disminución general en los niveles de marcadores inflamatorios después de la introducción de una dieta antiinflamatoria. La caída inicial es más pronunciada, seguida de una disminución gradual hacia una línea de base más baja, lo que sugiere beneficios a largo plazo de los cambios en la dieta.

Intolerancias alimentarias

Las intolerancias alimentarias representan un factor relevante en las enfermedades reumáticas, ya que pueden intensificar los procesos inflamatorios existentes y, por ende, agravar los síntomas [s32]. A diferencia de una alergia, que provoca una reacción inmediata del sistema inmunológico ante un alimento específico, las intolerancias se basan en una digestión alterada o una reacción anómala del cuerpo, sin que el sistema inmunológico esté involucrado en el sentido clásico. Los síntomas de una intolerancia son diversos y van desde molestias gastrointestinales como hinchazón, diarrea o estreñimiento, hasta dolores de cabeza, erupciones cutáneas o dolores articulares. Dado que estos síntomas son inespecíficos y también pueden aparecer en otras enfermedades, la identificación de los alimentos desencadenantes suele ser difícil. Una forma de descubrir las intolerancias alimentarias es la dieta de eliminación [s32]. En este caso, se eliminan los alimentos potencialmente intolerantes del menú durante un período determinado y luego se reintroducen gradualmente para observar la reacción del cuerpo. Así se puede determinar qué alimentos provocan las molestias. Además de las conocidas intolerancias a la lactosa, fructosa o gluten, también se están enfocando cada vez más en los efectos de los alimentos procesados industrialmente y sus aditivos sobre la salud intestinal [s33]. Estas sustancias pueden aumentar la permeabilidad de la mucosa intestinal y, por lo tanto, llevar al llamado "síndrome del intestino permeable" [s33]. Como resultado, componentes alimentarios que normalmente permanecen en el intestino pueden ingresar al torrente sanguíneo y desencadenar reacciones inflamatorias que, a su vez, agravan las molestias reumáticas. La mayor permeabilidad de la barrera intestinal también favorece la entrada de patógenos y puede provocar reacciones autoinmunes a través de mimicry molecular, es decir, la similitud de los componentes alimentarios con estructuras propias del cuerpo [s33]. Por lo tanto, un cambio en la dieta que se base en alimentos frescos y

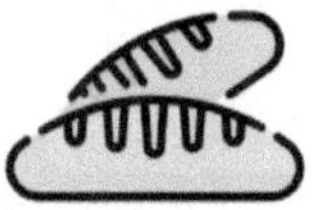

no procesados y evite en gran medida los aditivos industriales puede contribuir a mejorar la salud intestinal y reducir la actividad inflamatoria en el cuerpo [s33]. Por ejemplo, reemplazar productos preparados por comidas caseras a partir de ingredientes integrales puede tener un efecto positivo en la salud intestinal y el bienestar general.

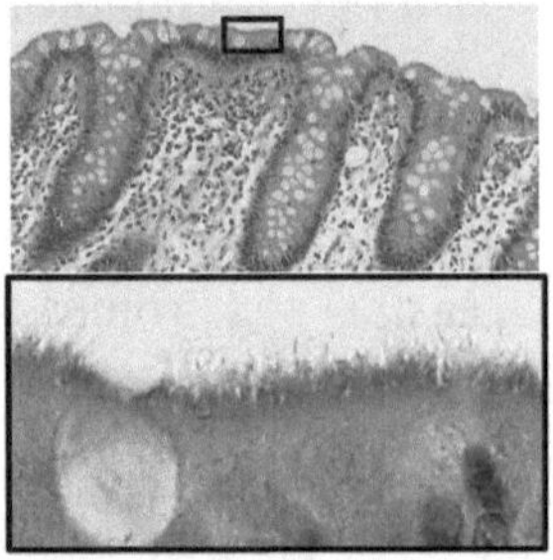

mucosa intestinal [i13]

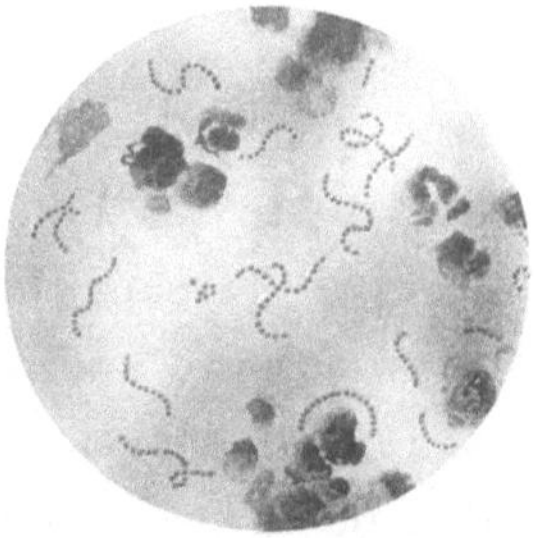

Mimetismo molecular [i14]

Intolerancias alimentarias comunes en enfermedades reumáticas

Prevalencia de intolerancias alimentarias que potencialmente exacerban la inflamación en enfermedades reumáticas.

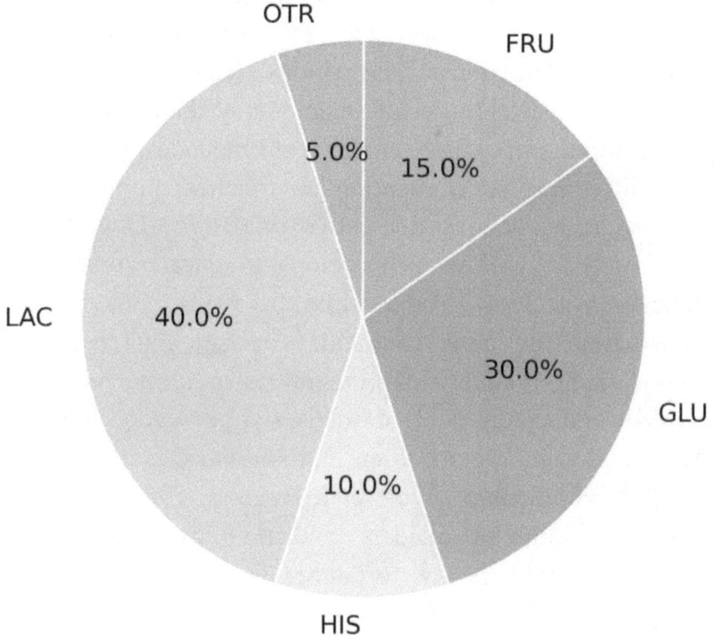

FRU: Intolerancia a la Fructosa

GLU: Sensibilidad al Gluten

HIS: Intolerancia a la Histamina

LAC: Intolerancia a la Lactosa

OTR: Otras Intolerancias

La intolerancia a la lactosa parece ser la más prevalente, seguida de la sensibilidad al gluten. La intolerancia a la fructosa, aunque menos común que las otras dos, sigue siendo un factor importante a considerar. La intolerancia a la histamina y otras intolerancias menos comunes representan colectivamente una porción menor, pero aún relevante, de los problemas relacionados con los alimentos informados en este contexto. Estos hallazgos resaltan la importancia de considerar las intolerancias alimentarias al controlar las afecciones reumáticas inflamatorias. Los ajustes dietéticos basados en estas intolerancias podrían contribuir potencialmente al manejo de los síntomas.

oxidativer_stress

El estrés oxidativo se produce por un desequilibrio entre la producción de radicales libres y la capacidad del cuerpo para neutralizarlos. Los radicales libres son moléculas altamente reactivas que se generan en los procesos metabólicos y pueden dañar las células [s34]. Este proceso está relacionado con la aparición de inflamaciones y daños en los tejidos, lo que juega un papel importante en las enfermedades reumáticas [s34]. Los antioxidantes, que se encuentran en muchos alimentos de origen vegetal, protegen las células del estrés oxidativo. Una dieta rica en frutas, verduras y legumbres proporciona al cuerpo una variedad de estas sustancias protectoras. Por ejemplo, las bayas como los arándanos y las moras contienen altas cantidades de antocianinas, que actúan como potentes antioxidantes. Al integrar tales alimentos en la dieta diaria, se puede reducir el estrés oxidativo y, por ende, apoyar la salud celular. Además de una dieta rica en antioxidantes, factores de estilo de vida como el ejercicio regular y un sueño adecuado también pueden contribuir a minimizar el estrés oxidativo y fortalecer los mecanismos de defensa del cuerpo. Fumar, por otro lado, aumenta la formación de radicales libres y, por lo tanto, debe evitarse. Un estilo de vida equilibrado con una alimentación saludable, ejercicio regular y suficiente sueño puede ayudar a reducir el estrés oxidativo y disminuir el riesgo de enfermedades reumáticas.

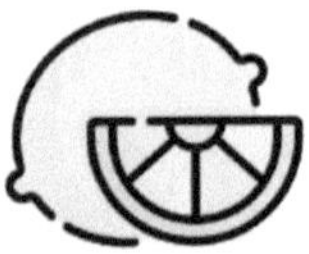

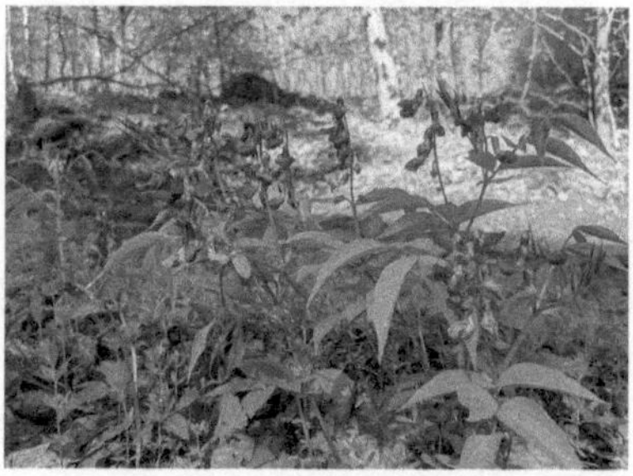

Antocianina [i15]

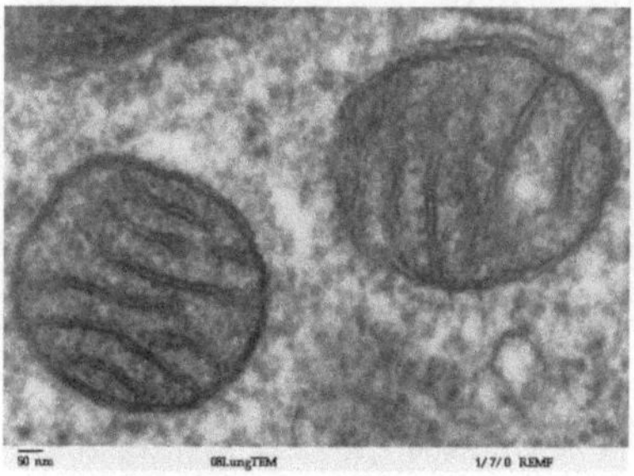

mitocondria [i16]

Bueno saber

Antocianinas

Las antocianinas son un tipo de flavonoide y son potentes antioxidantes que se encuentran en muchas frutas y verduras, especialmente en las bayas. Pueden ayudar a reducir la inflamación y, por lo tanto, aliviar los síntomas de las enfermedades reumáticas.

Antioxidantes

Los antioxidantes son sustancias que protegen las células de daños causados por radicales libres. Juegan un papel importante en la lucha contra el estrés oxidativo y pueden ayudar a reducir la inflamación en el cuerpo, lo que puede ser especialmente beneficioso para las personas con enfermedades reumáticas.

Radicales Libres

Los radicales libres son moléculas inestables que pueden atacar células sanas y promover inflamaciones. Una dieta rica en antioxidantes puede ayudar a minimizar los efectos nocivos de los radicales libres y, por lo tanto, reducir la actividad inflamatoria en las enfermedades reumáticas.

Impacto de la Dieta en el Estrés Oxidativo y la Inflamación

Correlación entre factores dietéticos, estrés oxidativo e inflamación en enfermedades reumáticas.

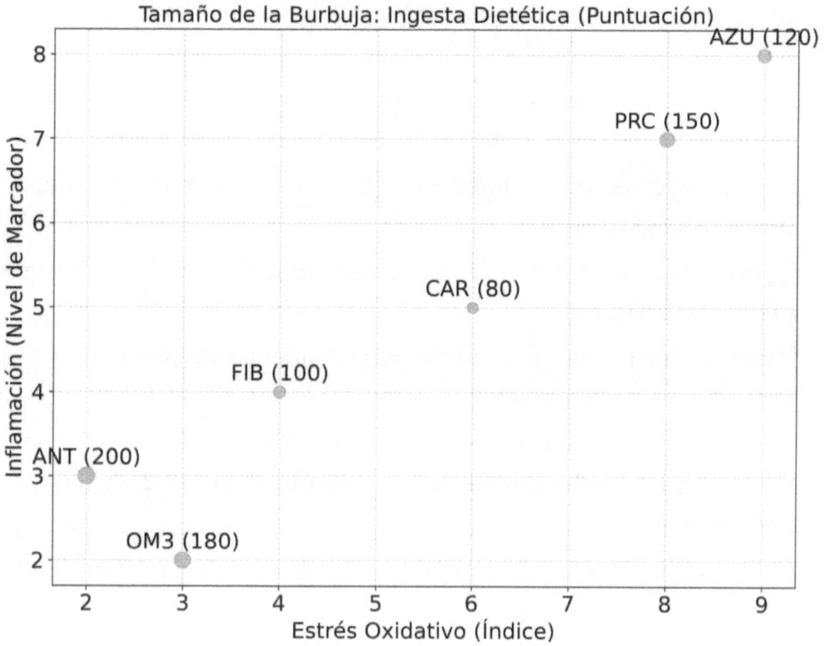

Blasengröße: Ingesta Dietética (Puntuación)

ANT: Antioxidantes

AZU: Azúcar

CAR: Carne Roja

FIB: Fibra

OM3: Grasas Omega-3

PRC: Alimentos Procesados

Este gráfico sugiere una fuerte correlación entre ciertos factores dietéticos y el estrés oxidativo y los marcadores inflamatorios. El alto consumo de alimentos procesados y azúcar se correlaciona con un aumento de la inflamación y el estrés oxidativo, lo que podría exacerbar los síntomas de las enfermedades reumáticas. Por el contrario, las dietas ricas en antioxidantes y ácidos grasos omega-3 parecen mitigar la inflamación y el estrés oxidativo, lo que indica su posible función protectora. Centrarse en estos factores dietéticos podría ser un elemento clave en el manejo de las afecciones reumáticas.

Consejos concretos

- Utilice para sus aderezos de ensalada, además de aceite, jugo de granada recién exprimido: aporta valiosos polifenoles.
- Sustituya gradualmente los productos lácteos de vaca por leche de almendra, coco o avena, para reducir la influencia de las grasas animales.
- Beba por la mañana un vaso de agua tibia con el jugo de medio limón, para apoyar su hígado.
- Prepare su caldo de verduras en casa y utilícelo como base para sopas y salsas.
- Consuma al menos una vez a la semana pescado graso como salmón, caballa o arenque.
- Varíe sus fuentes de proteínas y pruebe, además de pescado y legumbres, tofu o tempeh.
- Asegúrese de tener un suministro adecuado de vitamina D, ya sea a través de la luz solar o mediante la selección específica de ciertos alimentos.
- Descubra la variedad de hierbas y utilícelas generosamente en sus platos.
- Incorpore regularmente semillas de lino en su dieta, por ejemplo, en el muesli o el yogur.
- Aprenda a reconocer sus señales de saciedad y deje de comer antes de sentirse incómodamente lleno.
- Cree un ambiente relajado al comer, para influir positivamente en la digestión.

Revisión - 1. Fundamentos de la nutrición antirreumática

Una alimentación antirreumática no es un concepto rígido, sino un camino individual para influir positivamente en su salud. Se basa en la comprensión de que la alimentación puede tanto promover como inhibir procesos inflamatorios en el cuerpo. Las enfermedades reumáticas a menudo se acompañan de un metabolismo alterado, una mayor predisposición a la inflamación y una flora intestinal desequilibrada. A través de una selección consciente de sus alimentos, puede contrarrestar estos procesos y aliviar sus molestias. El enfoque se centra en una dieta integral, lo más natural posible, rica en nutrientes antiinflamatorios y antioxidantes.

Concretamente, esto significa enriquecer su dieta con abundantes frutas, verduras y legumbres. Preste atención a una colorida variedad para beneficiarse de la amplia gama de compuestos vegetales secundarios como flavonoides y carotenoides. Además, integre regularmente alimentos ricos en omega-3, como pescados grasos (salmón, caballa, arenque), aceite de linaza o semillas de chía. Especias como la cúrcuma, el jengibre y la canela no solo aportan sabor a sus platos, sino que también tienen efectos antiinflamatorios. Los productos integrales ricos en fibra promueven una flora intestinal saludable, que a su vez reduce la actividad inflamatoria en el cuerpo. Por el contrario, evite alimentos que fomenten la inflamación, como la carne roja y procesada, los carbohidratos refinados, el azúcar y las grasas trans. También asegúrese de tener un suministro adecuado de vitaminas y minerales, que son esenciales para un sistema inmunológico fuerte.

Implementar una alimentación antirreumática puede presentar desafíos en la vida cotidiana. Especialmente al principio, puede parecer difícil cambiar viejos hábitos e integrar nuevos alimentos en su dieta. Por lo tanto, comience de manera gradual y establezca objetivos realistas. Por ejemplo, inicialmente cambie las bebidas azucaradas por agua o té sin endulzar y aumente lentamente la proporción de verduras en sus comidas. Experimente con nuevas recetas y descubra la diversidad de la cocina antiinflamatoria. Si padece intolerancias alimentarias, una dieta de eliminación bajo la supervisión de un médico o un terapeuta nutricional puede ayudar a identificar los alimentos desencadenantes. No dude en buscar apoyo profesional para ajustar su alimentación a sus necesidades individuales.

Una alimentación antirreumática es más que una dieta: es una inversión en su salud y bienestar. Puede ayudarle a reducir la inflamación, aliviar el dolor y mejorar su calidad de vida. Aunque el cambio requiere tiempo y paciencia, sentirá los efectos positivos a largo plazo. Manténgase motivado y recuerde: cada paso hacia una alimentación más saludable es un paso hacia un mayor bienestar.

2. Conceptos nutricionales específicos para cada enfermedad

¿Podemos influir positivamente en el curso de las enfermedades reumáticas a través de una alimentación específica? La investigación de los últimos años muestra claras relaciones entre los alimentos y los procesos inflamatorios en el cuerpo. Mientras que ciertos alimentos pueden agravar los síntomas, otros han demostrado tener efectos antiinflamatorios y analgésicos. Este capítulo examina conceptos de nutrición basados en evidencia para diferentes cuadros clínicos reumáticos y sus requisitos específicos. Las estrategias presentadas permiten a los afectados apoyar activamente su terapia mediante ajustes dietéticos específicos.

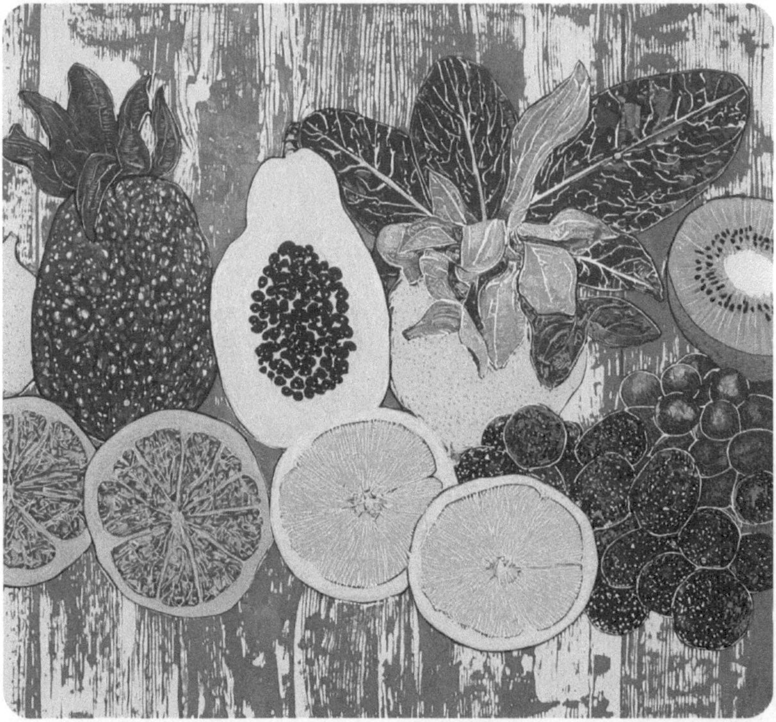

2. 1 Nutrición en la artritis reumatoide

La artritis reumatoide es una enfermedad inflamatoria en la que la alimentación juega un papel importante en el manejo de la enfermedad. La elección de los alimentos puede tanto promover como inhibir la inflamación, influyendo así en el curso de la enfermedad. Además de la composición del plan de comidas, el ritmo de las comidas también desempeña un papel. Tanto el uso específico de alimentos antiinflamatorios como la reducción de alimentos críticos pueden influir en la actividad de la enfermedad. La estrategia nutricional óptima para la artritis reumatoide varía de una persona a otra y requiere una cuidadosa reflexión sobre los propios hábitos alimenticios. Siga leyendo para comprender en detalle las relaciones entre la alimentación y la artritis reumatoide y obtener recomendaciones prácticas para su plan de alimentación individual.

En la artritis reumatoide, se recomienda una dieta antiinflamatoria rica en ácidos grasos omega-3, fibra, frutas, verduras, nueces y especias como la cúrcuma y el jengibre, combinada con un ritmo constante de comidas y una reducción de carne procesada, azúcar, sal y, si es necesario, gluten.

Alimentos antiinflamatorios

En la artritis reumatoide, la alimentación juega un papel en el manejo de la inflamación. Ácidos grasos insaturados, de fuentes vegetales y animales, tienen un efecto positivo sobre la actividad de la enfermedad [s35]. Los ácidos grasos sirven como bloques de construcción para los mediadores lipídicos, que regulan el ciclo inflamatorio e influyen en la respuesta autoinmunitaria [s36]. Los ácidos grasos omega-3, abundantes en pescados grasos como el salmón o la caballa, y una mediterrane_ernaehrungsweise rica en aceite de oliva, tienen un efecto beneficioso sobre la flora intestinal y pueden inhibir la inflamación [s37] [s35]. Los alimentos ricos en fibra, como los cereales integrales, las frutas y las verduras, fomentan la formación de kurzkettiger_fettsaeuren (SCFAs) en el intestino, que también tienen un efecto antiinflamatorio [s35]. Especias como la cúrcuma, el jengibre o la canela pueden reducir la actividad clínica de la artritis reumatoide [s35]. El zinc, presente en alimentos como las lentejas, los garbanzos o los anacardos, apoya el sistema inmunológico y tiene un efecto antiinflamatorio, mientras que el cadmio, que puede acumularse en alimentos altamente procesados, puede ser proinflamatorio [s35]. Una dieta rica en frutas, verduras, nueces y ácidos grasos insaturados puede reducir el riesgo de artritis reumatoide [s38]. En contraste, una alta ingesta de carne roja y procesada, así como de carbohidratos refinados y bebidas azucaradas, se asocia con un mayor riesgo de la enfermedad [s38]. Un paciente con artritis reumatoide que modifica su dieta e integra regularmente pescado graso en su alimentación, al tiempo que reduce el consumo de carne procesada, puede contribuir activamente a una dieta antiinflamatoria.

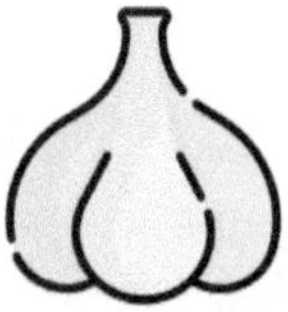

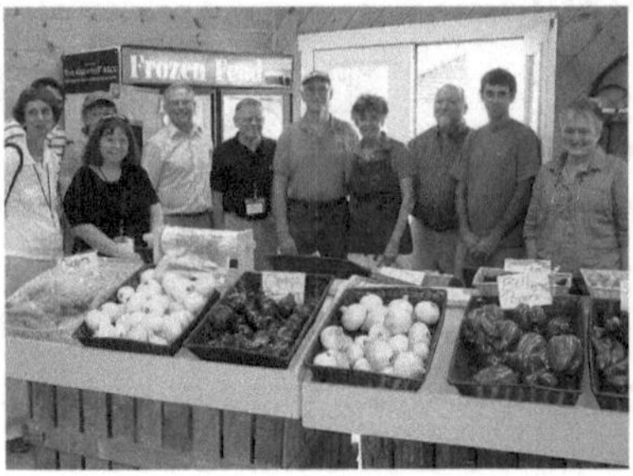

Dieta mediterránea [i17]

Bueno saber

Ácidos grasos insaturados

Los ácidos grasos insaturados, especialmente los ácidos grasos omega-3, pueden contrarrestar los procesos inflamatorios y aliviar los síntomas de la artritis reumatoide. Se encuentran en pescados grasos, nueces y aceites vegetales.

Cadmio

El cadmio es un metal pesado que puede encontrarse en alimentos altamente procesados. Puede promover la inflamación y aumentar el riesgo de artritis reumatoide. Una dieta equilibrada con alimentos frescos y no procesados minimiza la ingesta de cadmio.

Impacto de los alimentos antiinflamatorios

Eficacia de los alimentos antiinflamatorios.

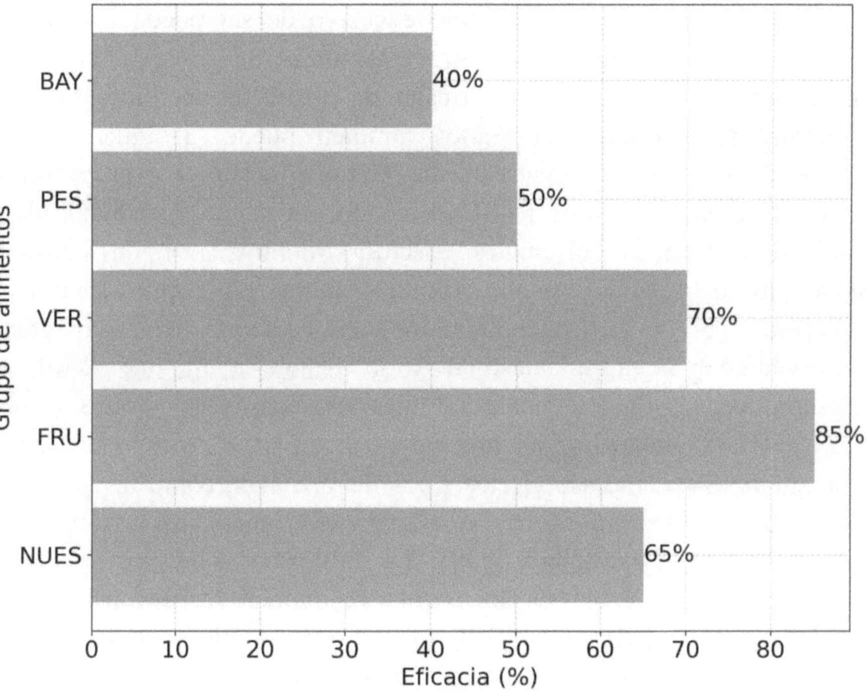

BAY: Bayas

FRU: Frutos secos y semillas

NUES: Nueces y Semillas

PES: Pescado graso

VER: Verduras de hoja verde

El pescado graso muestra el mayor potencial antiinflamatorio, seguido de las verduras de hoja verde y las bayas. Si bien las especias y los frutos secos ofrecen algunos beneficios, su impacto es comparativamente menor. Esto sugiere priorizar el pescado, las verduras y las bayas en una dieta antiinflamatoria.

Alimentos críticos

Los alimentos pueden influir en el curso de la artritis reumatoide. Además de los efectos positivos ya mencionados de ciertos nutrientes, también existen alimentos cuyo consumo debe ser considerado críticamente en caso de enfermedad existente. Un consumo excesivo de sal puede agravar las consecuencias negativas de otros factores de riesgo, como el tabaquismo, y así aumentar el riesgo de artritis reumatoide [s39]. El consumo de refrescos azucarados también puede, al igual que un exceso de sal, afectar negativamente la flora intestinal y promover la inflamación en el intestino [s40]. El alcohol muestra, dependiendo de la cantidad consumida, diferentes efectos. Mientras que un consumo moderado de alcohol puede ofrecer cierta protección contra el desarrollo de la artritis reumatoide, el consumo excesivo afecta negativamente la flora intestinal y la respuesta inmune [s40]. El consumo de té, especialmente en grandes cantidades (cuatro o más tazas al día), también se ha asociado con un mayor riesgo de artritis reumatoide [s41]. Incluso ciertos tipos de verduras, como las patatas y los tomates, podrían estar asociados con un mayor riesgo de enfermedad, según estudios [s39]. La evidencia sobre los productos lácteos y su influencia en la artritis reumatoide es inconsistente y requiere más investigación [s39]. Los alimentos que contienen gluten representan una carga adicional para algunos afectados, ya que el gluten puede actuar como un antígeno y afectar la respuesta inmune [s42]. Para identificar intolerancias individuales y su influencia en los síntomas de la enfermedad, una eliminationsdiaet puede ser útil. En este enfoque, los alimentos potencialmente problemáticos se eliminan temporalmente de la dieta y se reintroducen después de un tiempo para observar la reacción del cuerpo [s42] [s43]. Así, un paciente que sufre de artritis reumatoide y consume frecuentemente pasta podría probar durante algunas semanas alternativas sin gluten para verificar si sus molestias

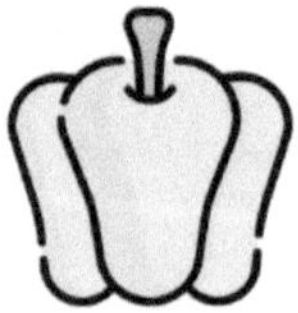

cambian. Además, se puede considerar una dieta rica en fibra, ya que la fibra puede aumentar la cantidad de células T reguladoras (Tregs) y mejorar la relación entre Th1 y células Th17, lo que puede tener un efecto antiinflamatorio y mejorar la calidad de vida y la función física [s44].

Bueno saber

Antígeno

Los antígenos son sustancias que el sistema inmunológico reconoce como extrañas y pueden desencadenar una respuesta inmune. En el contexto de la artritis reumatoide, ciertos componentes alimentarios pueden actuar como antígenos y aumentar las reacciones inflamatorias.

Células T reguladoras (Tregs)

Las células T reguladoras (Tregs) son un tipo especial de células inmunitarias que suprimen la actividad de otras células inmunitarias y regulan así las reacciones inflamatorias. Una dieta rica en fibra puede aumentar la cantidad de Tregs y tener un efecto positivo en el curso de la artritis reumatoide.

Gluten

El gluten es una proteína que se encuentra en muchos cereales como el trigo, el centeno y la cebada. En personas con intolerancia al gluten o enfermedad celíaca, el gluten puede desencadenar inflamación en el intestino. También se discute una relación entre el consumo de gluten y los brotes de enfermedad en la artritis reumatoide.

Respuesta inmune

La respuesta inmune es la reacción del sistema inmunológico a sustancias extrañas o patógenos. En la artritis reumatoide, la respuesta inmune está desregulada y ataca el tejido propio. La dieta puede influir en la respuesta inmune y promover o inhibir la inflamación.

Potencial Inflamatorio de Alimentos Comunes

Comparación de puntuaciones inflamatorias para varios grupos de alimentos relevantes para el manejo de la AR.

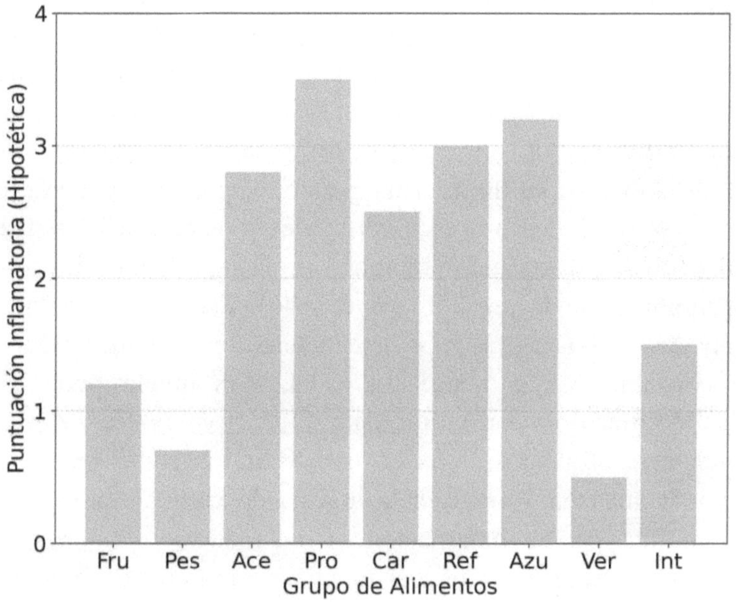

Ace: Aceites Procesados

Car: Carne Roja

Int: Granos Integrales

Pro: Carnes Procesadas

Ver: Verduras

Azu: Bebidas Azucaradas

Fru: Frutas

Pes: Pescado

Ref: Granos Refinados

Esta gráfica destaca el potencial inflamatorio relativo de diferentes grupos de alimentos. Las carnes procesadas, las bebidas azucaradas y los granos refinados tienen una puntuación alta, lo que sugiere que pueden exacerbar los síntomas de la AR. Por el contrario, las frutas, las verduras y el pescado muestran puntuaciones bajas, lo que indica sus beneficios potenciales en una dieta antiinflamatoria para el manejo de la AR. Elegir alimentos con puntuaciones inflamatorias más bajas puede ayudar a reducir la inflamación y mejorar los síntomas de la AR.

Ritmo de las comidas

Un ritmo constante de las comidas puede ser relevante en la artritis reumatoide, ya que influye en los procesos fisiológicos del cuerpo y contribuye al control de la inflamación [s45]. El ayuno intermitente, una forma de ingesta de alimentos rítmica, puede mejorar la eficiencia celular y la calidad de vida al reducir la inflamación y el estrés oxidativo [s45]. También la ingesta de alimentos restringida en el tiempo, donde la ingesta de alimentos se limita a un período específico, puede optimizar la sincronización de los procesos corporales y tener efectos positivos en la salud [s45]. La distribución temporal de la ingesta calórica a lo largo del día también puede jugar un papel [s46]. Estudios muestran que el consumo de carbohidratos por la mañana, en comparación con el mismo consumo por la noche, se asocia con niveles más bajos de inflamación, medidos por la proteína C-reactiva [s46]. Aquellos que consumen más alimentos ricos en carbohidratos como pan integral o avena por la mañana y reducen la ingesta de carbohidratos en la cena podrían influir en la inflamación. Una reducción calórica general también puede representar una estrategia de tratamiento a largo plazo para el dolor crónico [s45]. Se necesita más investigación para explorar la combinación de diversas estrategias dietéticas con otras terapias en la artritis reumatoide [s45].

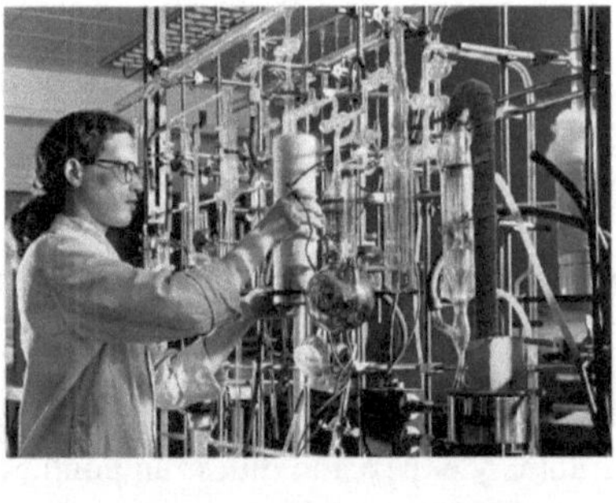

Estrés oxidativo [i18]

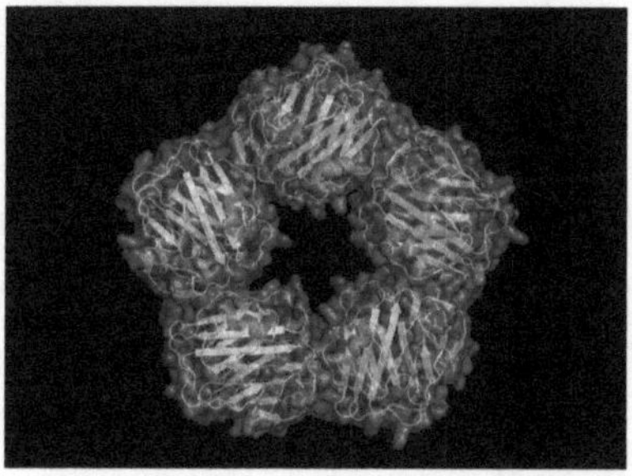

proteína C reactiva (PCR) [i19]

Bueno saber

Ayuno intermitente

En el ayuno intermitente, las fases de ingesta de alimentos se alternan con fases de ayuno. A través de la ingesta calórica restringida en el tiempo, esto puede influir positivamente en el metabolismo y contribuir a la mitigación de los procesos inflamatorios en la artritis reumatoide.

Ingesta de alimentos restringida en el tiempo

La ingesta de alimentos restringida en el tiempo limita la ingesta calórica a un período específico del día. Este método puede influir favorablemente en el ritmo biológico y el metabolismo del cuerpo, reduciendo así la inflamación asociada con la artritis reumatoide.

Proteína C-reactiva

La proteína C-reactiva (PCR) es un marcador de inflamación en el cuerpo. Niveles elevados de PCR pueden indicar una enfermedad reumática activa. Una dieta adecuada puede ayudar a reducir los niveles de PCR.

Reducción calórica

Una reducción calórica moderada puede aliviar la inflamación y el dolor en la artritis reumatoide en personas con sobrepeso, ya que alivia el metabolismo y reduce la carga sobre las articulaciones.

Distribución óptima de las comidas para la artritis reumatoide

Distribución diaria de comidas recomendada para controlar la inflamación de la AR.

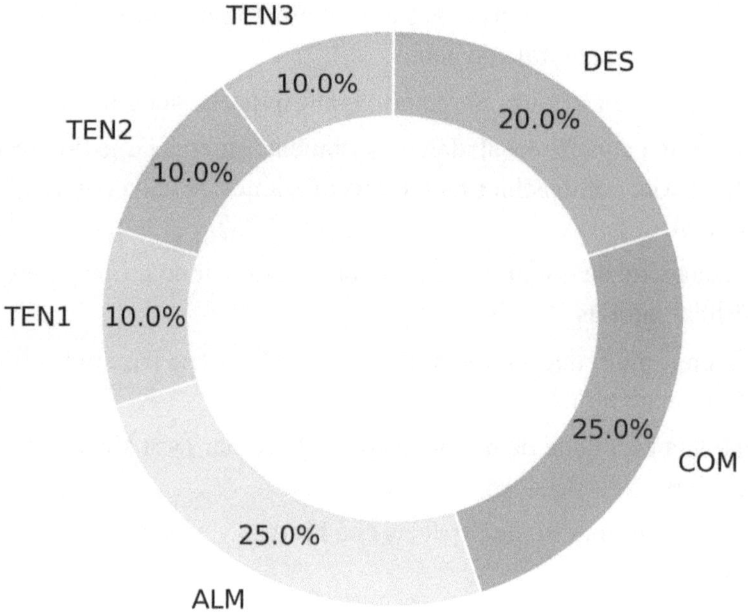

ALM: Almuerzo
DES: Desayuno
TEN2: Tentempié 2
COM: Comida
TEN1: Tentempié 1
TEN3: Tentempié 3 (opcional)

Este gráfico visualiza una distribución ideal de las comidas para las personas con artritis reumatoide, enfatizando comidas más pequeñas y frecuentes para ayudar a controlar la inflamación y estabilizar los niveles de azúcar en la sangre. La porción más grande representa el impacto combinado de comidas y refrigerios balanceados a lo largo del día, destacando la importancia de una ingesta constante de nutrientes en lugar de depender de pocas comidas grandes.

Consejos concretos

- "Integra un 'Día de Hierbas Silvestres' semanalmente y enriquece tus comidas con ortiga, diente de león o hierba de los canónigos.
- Experimenta con diferentes métodos de preparación para las verduras: cocina al vapor brócoli, asa batatas o fermenta col blanca.
- Cambia el café por alternativas antiinflamatorias como café de lupino o bebida de raíz de achicoria.
- Prepara un batido antiinflamatorio con espinacas, jengibre y piña.
- Come una pequeña ensalada con sustancias amargas que favorecen la digestión, como achicoria o radicchio, antes de cada comida principal.
- Utiliza aceite de comino negro al cocinar, que tiene propiedades antiinflamatorias.
- Deja en remojo nueces y semillas durante la noche para optimizar la absorción de nutrientes.
- Bebe una taza de té de hinojo después de comer para apoyar la digestión.
- Prepara tu propia sal de especias con hierbas y especias antiinflamatorias.
- Sustituye el azúcar por edulcorantes naturales como dátiles o stevia, pero con moderación.
- Incorpora regularmente legumbres como lentejas rojas o garbanzos en tu dieta.

2. 2 Nutrición en la artrosis

La artrosis, una enfermedad degenerativa de las articulaciones, afecta considerablemente la calidad de vida. El dolor, la rigidez y las limitaciones en el movimiento son consecuencias comunes. La alimentación juega un papel importante en el manejo de esta enfermedad. Influye tanto en el peso corporal como en los procesos inflamatorios, que determinan en gran medida el curso de la enfermedad. Además de la gestión del peso, ciertos nutrientes se convierten en el foco, ya que pueden apoyar la construcción y protección del cartílago, así como inhibir la inflamación. La selección y combinación adecuadas de estos nutrientes representan un desafío. Descubra en este capítulo cómo una alimentación específica puede influir positivamente en la salud de sus articulaciones y mejorar su calidad de vida.

Una combinación de diversos nutrientes, como los que se encuentran en la dieta mediterránea, puede actuar de manera sinérgica y promover la salud articular en la artrosis.

Nutrientes protectores de las articulaciones

Para la salud de las articulaciones, es importante una ingesta equilibrada de nutrientes. Nutrientes condrogénicos apoyan la síntesis de componentes de la matriz del cartílago y pueden inhibir procesos inflamatorios [s47]. Un componente crucial para la formación del cartílago es un precursor del ácido hialurónico y los proteoglicanos. Este puede ser absorbido a través de la dieta y contribuye a mantener la estructura del cartílago [s47]. Efectos modificadores de la estructura de ciertos nutrientes pueden ralentizar el curso de las enfermedades articulares y aliviar síntomas como el dolor y la inflamación [s47]. La combinación de varios nutrientes puede tener un efecto sinérgico y apoyar el tratamiento de enfermedades articulares [s47]. Por ejemplo, la combinación específica de nutrientes en la dieta o a través de suplementos dietéticos puede aumentar la eficacia de componentes individuales y promover la salud articular. Los ácidos grasos poliinsaturados, especialmente omegafettsaeuren, tienen propiedades protectoras y son antiinflamatorios [s48]. Los ácidos grasos omega-3 se encuentran en pescados grasos como el salmón o la caballa. La suplementación con ácidos grasos omega-3 puede mejorar la actividad de la enfermedad en enfermedades reumáticas inflamatorias, con una reducción significativa del dolor articular y de los marcadores inflamatorios esperada después de aproximadamente tres meses [s49]. Los efectos secundarios suelen ser leves y afectan principalmente al tracto gastrointestinal [s49]. La mediterrane_ernaehrung, rica en frutas, verduras, granos enteros, pescado y aceite de oliva, se asocia con un menor riesgo de artritis reumatoide [s48] [s50]. Una vegane_ernaehrung también puede tener un efecto positivo en el curso de la enfermedad [s50]. Los probióticos, especialmente cepas específicas, pueden reducir los marcadores inflamatorios y mejorar la actividad de la enfermedad [s50]. Las fibras y los granos enteros también tienen efectos antiinflamatorios y pueden aliviar síntomas [s50]. Especias como la cúrcuma, la canela, el ajo, el jengibre y el azafrán poseen propiedades

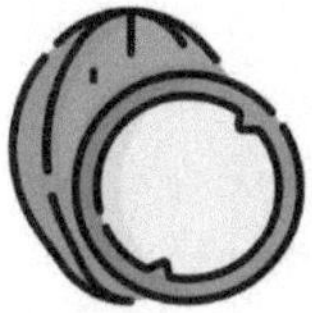

antiinflamatorias y inmunomoduladoras, que pueden ser útiles en enfermedades articulares [s51]. Por ejemplo, la cúrcuma muestra efectos positivos sobre el dolor y la función articular en la artrosis [s52]. El jengibre puede reducir el dolor y mejorar marcadores inflamatorios como la VSG y la PCR [s52]. Una ketogene_ernaehrung puede reducir la carga sobre las articulaciones y disminuir la inflamación mediante la reducción de insulina y la pérdida de peso [s53]. El cuerpo cetónico β-hidroxibutirato inhibe las citosinas proinflamatorias y, por lo tanto, reduce los procesos inflamatorios [s53].

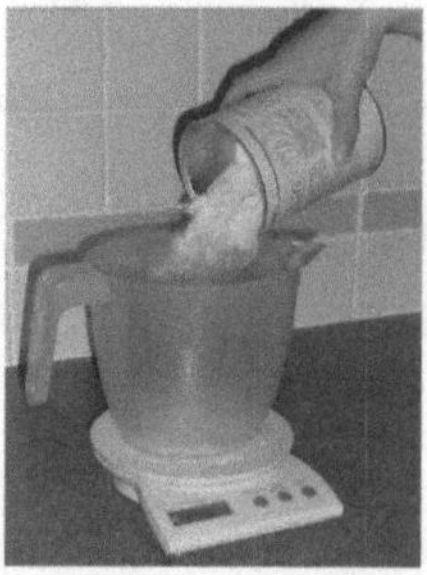

Dieta cetogénica [i20]

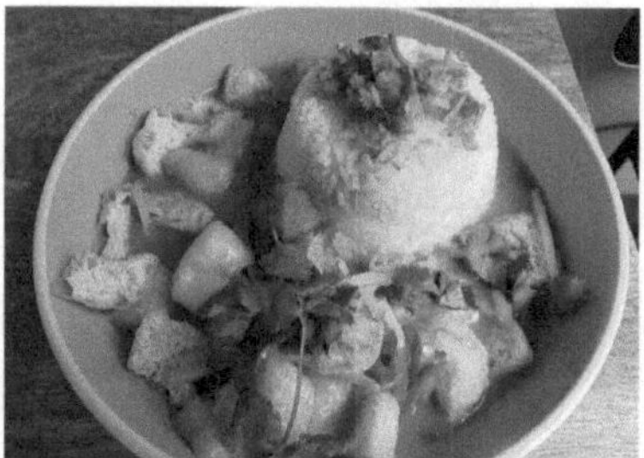

Dieta vegana [i21]

Bueno saber

Efectos modificadores de la estructura

Cambios positivos en la estructura del cartílago a través de ciertos nutrientes que ralentizan el curso de la enfermedad y mejoran la función articular. Pueden ayudar a reducir la degradación del cartílago y promover su formación.

Propiedades inmunomoduladoras

La capacidad de ciertas sustancias para influir y regular el sistema inmunológico. En enfermedades articulares, las sustancias inmunomoduladoras pueden ayudar a atenuar reacciones inmunitarias excesivas y reducir la inflamación.

Nutrientes condrogénicos

Nutrientes específicos que protegen el cartílago y apoyan su formación al estimular la producción de células del cartílago y inhibir su degradación. Contribuyen a mantener la función articular y aliviar el dolor.

Suplementos dietéticos

Preparados concentrados de nutrientes que complementan la dieta y pueden compensar deficiencias específicas de nutrientes. Pueden ayudar a apoyar la salud articular cuando la ingesta de nutrientes a través de la dieta no es suficiente.

Nutrientes Clave para la Salud Articular

Distribución de nutrientes beneficiosos para la salud articular.

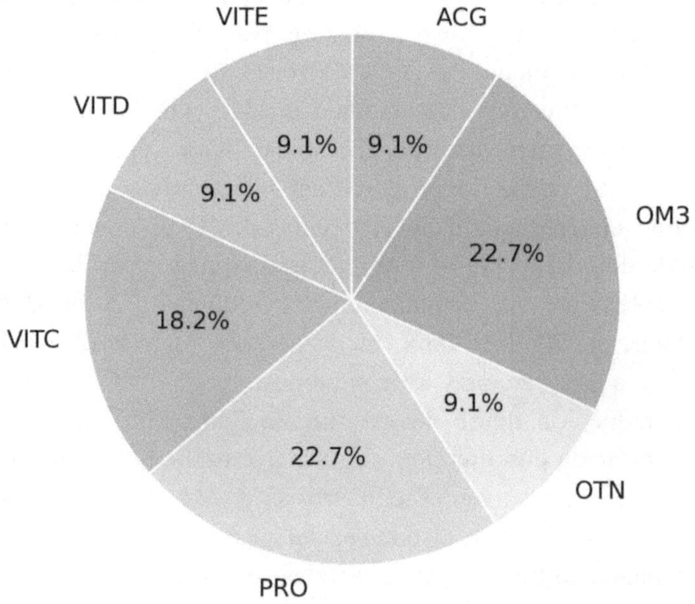

ACG: Otros Nutrientes Beneficiosos (p. ej., Glucosamina, Condroitina)

OM3: Ácidos Grasos Omega-3

OTN: Otros nutrientes

PRO: Proteína

VITC: Vitamina C

VITD: Vitamina D

VITE: Vitamina E

Este gráfico destaca la importancia de una ingesta equilibrada de varios nutrientes para apoyar la salud articular. Mientras que los ácidos grasos Omega-3 juegan un papel importante en la reducción de la inflamación, la vitamina C es crucial para la formación de colágeno. Una ingesta adecuada de proteínas es esencial para la reparación del cartílago y la fuerza muscular, mientras que la vitamina D ayuda en la absorción de calcio, vital para la salud ósea. Los antioxidantes como la vitamina E protegen contra el daño celular. Centrarse en una dieta rica en estos nutrientes puede contribuir a mejorar la salud articular y potencialmente aliviar los síntomas artríticos.

Manejo del peso

El control del peso juega un papel crucial en la artrosis, ya que cada kilogramo adicional ejerce una carga extra sobre las articulaciones y agrava los síntomas [s54]. Especialmente las articulaciones de la cadera y la rodilla sufren bajo la presión aumentada. Incluso una pérdida de peso moderada puede traer mejoras notables. Una reducción del peso corporal del 5 % puede ya proporcionar cierto alivio de las molestias, mientras que una reducción del 10 % puede llevar a una disminución significativa del dolor [s54]. Por ejemplo, quien pesa 100 kg podría aliviar notablemente sus articulaciones y reducir el dolor al bajar 10 kg, es decir, a 90 kg. Para alcanzar este objetivo, los expertos recomiendan a las personas con sobrepeso y un IMC entre 27 y 35 kg/m^2 una reducción diaria de calorías de 300 a 500 kcal [s54]. Esta medida, combinada con ejercicio regular, forma la base para un manejo exitoso del peso en pacientes con artrosis [s54]. También después de intervenciones quirúrgicas, el control del peso es importante, ya que el sobrepeso puede influir negativamente en el proceso de curación y en el resultado de la operación [s54]. Además de aliviar el dolor, la reducción de peso contribuye a mejorar la movilidad y aumentar la calidad de vida. El sobrepeso no solo incrementa el riesgo de artrosis, sino también de otras enfermedades como la artritis reumatoide [s55]. Un IMC elevado se correlaciona con una mayor actividad de la enfermedad, lo que se evidencia por la relación entre la proteína producida por las células grasas leptina y los procesos inflamatorios [s55]. Los pacientes con obesidad también alcanzan con menos frecuencia una remisión y presentan valores más altos en los índices de actividad de la enfermedad [s55].

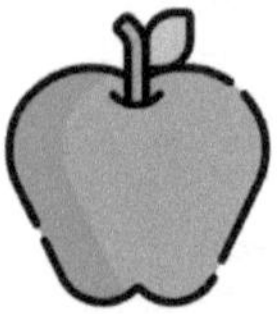

Bueno saber

Leptina

La leptina es una hormona producida por las células grasas que regula el apetito. En personas con obesidad, puede desarrollarse resistencia a la leptina, lo que puede llevar a un aumento del hambre y a un mayor aumento de peso. En relación con la artrosis, la leptina juega un papel en los procesos inflamatorios.

Obesidad

La obesidad, también conocida como sobrepeso extremo, se refiere a un exceso de peso que está asociado con un mayor riesgo de diversas enfermedades, incluyendo la artrosis y la artritis reumatoide. Un cambio en la dieta puede ayudar a reducir el peso y a influir en la actividad de la enfermedad.

Remisión

La remisión significa la disminución de los síntomas de la enfermedad. En la artritis reumatoide, una remisión puede ser apoyada por una dieta adecuada y otras medidas terapéuticas. En la artrosis, una remisión en el sentido de una desaparición completa de la enfermedad no es posible, pero se puede lograr un alivio de los síntomas.

IMC y Dolor Articular Percibido

Correlación entre el IMC y los niveles de dolor articular percibido a lo largo del tiempo.

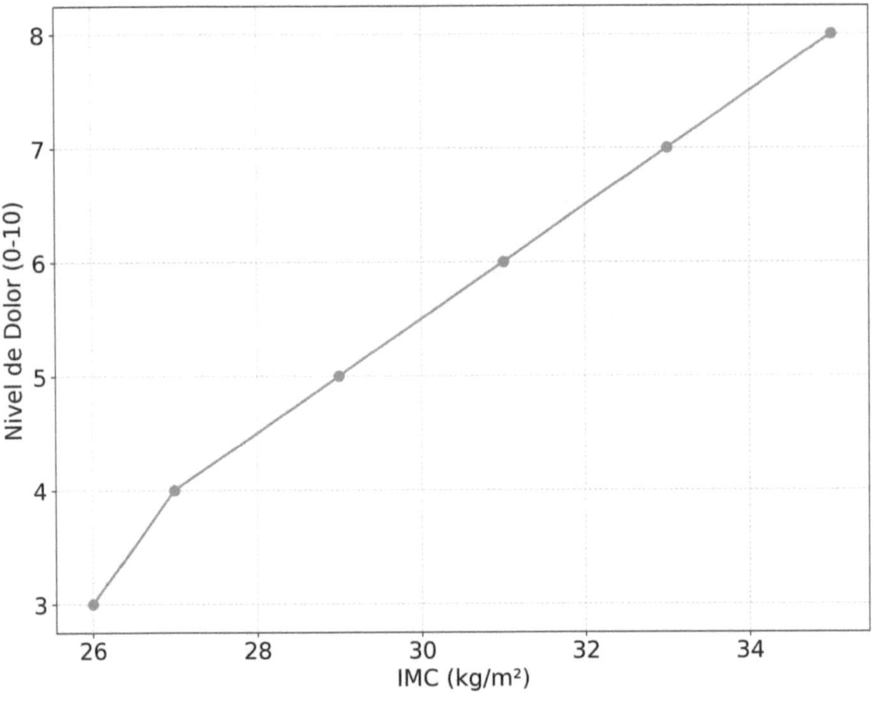

Este gráfico indica una posible correlación entre el IMC y el dolor articular percibido. A medida que disminuye el IMC, los niveles de dolor reportados también tienden a disminuir. Esto sugiere que el control del peso puede desempeñar un papel importante en el manejo del dolor artrítico. Sin embargo, las experiencias individuales pueden variar y otros factores pueden influir en los niveles de dolor. Se necesita más investigación para establecer un vínculo causal definitivo.

Sustancias regeneradoras del cartílago

Las sustancias regeneradoras del cartílago, también conocidas como condroprotectores, son el foco de la terapia para la artrosis, ya que pueden proteger y regenerar el cartílago articular. El glucosamina y el sulfato de condroitina son dos condroprotectores centrales que se encuentran de forma natural en el cuerpo y que participan de manera significativa en la formación de cartílago y líquido articular. [s56] El glucosamina estimula la formación de componentes de la matriz del cartílago y tiene un efecto antiinflamatorio, mientras que el sulfato de condroitina ralentiza la degradación del cartílago y también reduce la inflamación. [s56] La ingesta combinada de ambas sustancias puede llevar a una eficacia mejorada en comparación con la administración individual. [s56]

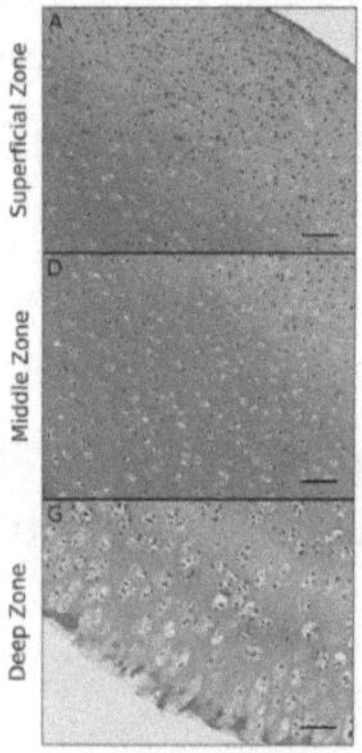

Cartílago articular [i22]

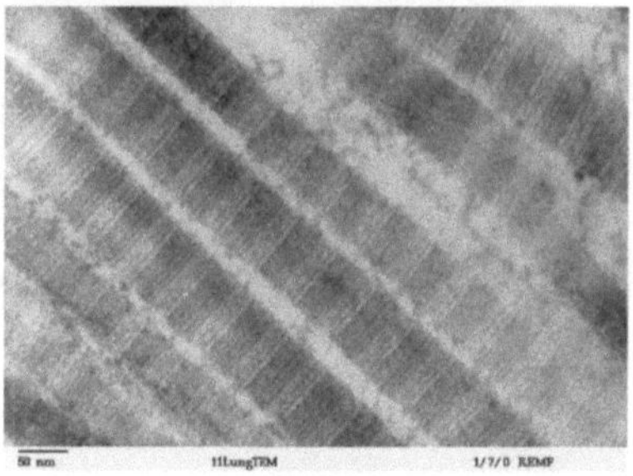

Colágeno [i23]

Además del glucosamina y el sulfato de condroitina, el ácido hialurónico y hidrolizado de colágeno también juegan un papel en el tratamiento de la artrosis. El ácido hialurónico es un componente importante del líquido articular y proporciona su viscosidad y elasticidad. El hidrolizado de colágeno proporciona los bloques de construcción para la formación de colágeno, una proteína estructural importante del cartílago. Para promover la salud del cartílago, la ingesta de estas sustancias puede realizarse a través de la alimentación o mediante suplementos dietéticos. En una dieta equilibrada, los nutrientes que apoyan el cartílago se encuentran en alimentos como el caldo de huesos, que es rico en colágeno, o en pescado, que proporciona omegafettsaeuren, que tienen un efecto antiinflamatorio. Así, un plan de alimentación que incluya regularmente pescado y ocasionalmente caldo de huesos podría apoyar la ingesta de nutrientes beneficiosos para el cartílago. La ingesta de suplementos dietéticos debe ser siempre coordinada con un médico o nutricionista para considerar la dosis adecuada y posibles interacciones con otros medicamentos.

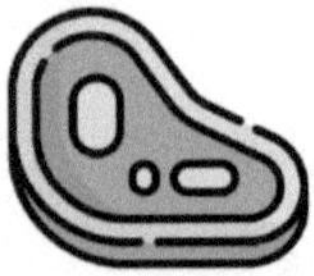

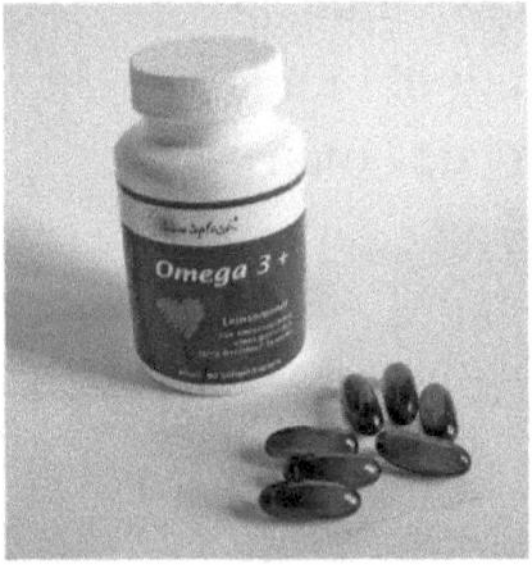

Ácidos grasos omega-3 [i24]

Bueno saber

Condroprotectores

Sustancias que pueden proteger el cartílago articular y promover su regeneración. Juegan un papel importante en la terapia nutricional para la artrosis, ya que pueden ayudar a ralentizar el curso de la enfermedad y mejorar la función articular.

Hidrolizado de colágeno

Una forma de colágeno que puede ser absorbida más fácilmente por el cuerpo. Proporciona los bloques de construcción para la formación de fibras de colágeno en el cartílago y puede contribuir a la regeneración del cartílago articular. El hidrolizado de colágeno se utiliza comúnmente como suplemento dietético en la artrosis.

Eficacia de los nutrientes de soporte del cartílago

Impacto en la salud del cartílago

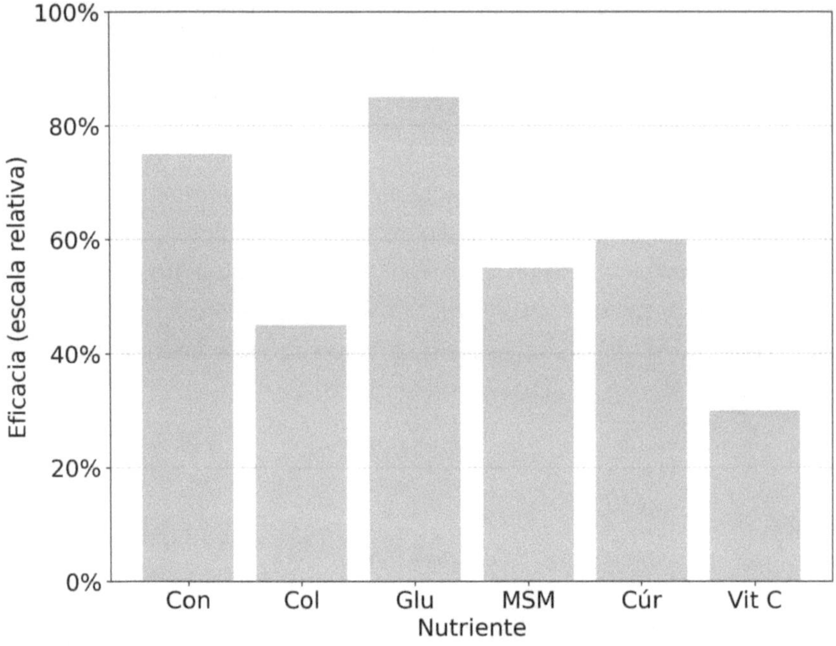

Col: Colágeno

Cúr: Cúrcuma

MSM: MSM

Con: Condroitina

Glu: Glucosamina

Vit C: Vitamina C

La glucosamina y la condroitina muestran efectos prometedores en la salud del cartílago, lo que podría ralentizar su degradación. Si bien la evidencia para el colágeno y el MSM es menos sólida, todavía muestran algunos beneficios potenciales. La incorporación de estos nutrientes en una dieta equilibrada puede contribuir a mejorar la salud de las articulaciones en personas con osteoartritis. Sin embargo, las respuestas individuales pueden variar y se recomienda consultar a un profesional de la salud.

Consejos concretos

- Aumente la ingesta de sopas similares a caldos de huesos utilizándolas como base para salsas, guisos y risottos.
- Explore el mundo de las algas e integre wakame, nori o dulse en su dieta para beneficiarse de su riqueza nutricional.
- Concéntrese en alimentos con alto contenido de sílice, como el mijo, la avena o los frijoles verdes, para apoyar la formación de cartílago.
- Desarrolle una preferencia por verduras ricas en compuestos amargos, como la achicoria, el rúgula o las alcachofas, para promover la función hepática y, por ende, la desintoxicación.
- Utilice aceite de espino cerval de mar prensado en frío como aderezo para ensaladas o sopas, para mejorar la ingesta de vitamina C y otros antioxidantes.
- Aproveche el efecto antiinflamatorio de la quercetina y disfrute regularmente de cebollas rojas, manzanas o alcaparras.
- Beba té de ortiga para apoyar las articulaciones y promover la excreción de ácido úrico.
- Incorpore polvo de rosa mosqueta en su dieta, por ejemplo, en muesli o yogur, para estimular la formación de colágeno.
- Experimente con pastas de especias que prepare usted mismo con ingredientes frescos como jengibre, ajo y chile.
- Enriquezca su dieta con brotes ricos en nutrientes que puede cultivar fácilmente en casa.
- Beba diariamente un vaso de jugo de apio recién exprimido para apoyar la desintoxicación y reducir la inflamación.

2. 3 Nutrición en la artritis psoriásica

La artritis psoriásica no solo afecta las articulaciones, sino también la piel. Los cambios en la dieta ofrecen un gran potencial para reducir la inflamación, promover la salud intestinal y influir positivamente en el curso de la enfermedad. El sobrepeso, la composición de las grasas en la dieta y el microbioma intestinal juegan un papel esencial en este contexto. Además de la optimización de nutrientes individuales, combinaciones específicas de nutrientes pueden lograr efectos sinérgicos y apoyar la terapia. La influencia de la alimentación en la artritis psoriásica es compleja y prometedora. Siga leyendo para obtener recomendaciones dietéticas concretas y consejos prácticos para su implementación en la vida cotidiana.

En la artritis psoriásica, una estrategia integral es crucial: la combinación de un cambio en la dieta, como una dieta mediterránea con alimentos prebióticos y ácidos grasos omega-3, junto con ejercicio regular, puede actuar de manera sinérgica y reducir la inflamación, promover la salud intestinal y controlar el peso.

Nutrición amigable con la piel

La nutrición amigable con la piel en la artritis psoriásica tiene como objetivo reducir la inflamación y promover la salud intestinal, ya que estos factores pueden influir en la piel [s57]. Un desequilibrio en el microbioma intestinal, conocido como disbiosis, se manifiesta en pacientes con artritis psoriásica a través de una menor diversidad de especies bacterianas [s57]. Este cambio puede estar relacionado con el curso de la enfermedad y favorecer la inflamación sistémica. Un cambio en la dieta puede influir positivamente en el microbioma. Por ejemplo, se podrían integrar alimentos prebióticos que fomenten el crecimiento de bacterias beneficiosas en el plan de alimentación. El sobrepeso agrava la inflamación y puede afectar negativamente la artritis psoriásica. Por lo tanto, se recomienda una dieta reducida en calorías para pacientes con sobrepeso [s58]. Una dieta muy baja en calorías ya ha mostrado efectos positivos sobre la actividad de la enfermedad en pacientes obesos [s58]. La mediterrane_ernaehrung, rica en frutas, verduras, aceite de oliva y pescado, también se asocia con una menor actividad de la enfermedad [s58]. El ayuno intermitente, es decir, la alimentación en un tiempo limitado, también puede mejorar los síntomas de la artritis psoriásica, independientemente de la pérdida de peso [s58]. Los omegafettsaeuren, que se encuentran en pescados grasos como el salmón y la caballa, tienen un efecto antiinflamatorio y pueden reducir la necesidad de analgésicos [s58]. Sin embargo, el efecto de los probióticos, que contienen microorganismos vivos, es variable. Algunos estudios muestran efectos positivos sobre la actividad de la enfermedad, otros no [s58]. La ingesta de ciertas grasas también puede influir en la piel. Los ceramidas, moléculas de grasa en la piel, están relacionadas con procesos inflamatorios [s59]. Una dieta con un alto contenido de ácidos grasos saturados puede aumentar la concentración de ceramidas en la sangre, mientras que los ácidos grasos insaturados pueden reducirla [s59]. Un cambio en

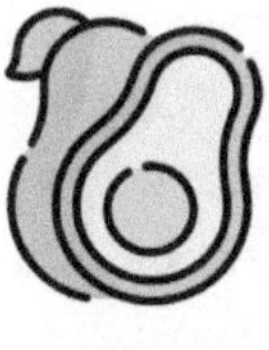

la dieta que aumente la proporción de ungesaettigten_fettsaeuren, por ejemplo, mediante el consumo de nueces, aguacate o aceite de oliva, podría tener un efecto positivo en la apariencia de la piel. En resumen, una nutrición amigable con la piel en la artritis psoriásica aborda múltiples niveles. Se centra en una flora intestinal saludable, el control del peso y la reducción de la inflamación a través de una selección de alimentos específica.

Bueno saber

Ayuno intermitente
Una forma de alimentación en la que se evita la comida durante ciertos períodos de tiempo. Existen diferentes métodos, como el método 16/8, donde se ayuna durante 16 horas y se come durante 8 horas. El ayuno intermitente puede reducir la inflamación y mejorar la sensibilidad a la insulina, lo que puede tener un efecto positivo en la artritis psoriásica.

Alimentos prebióticos
Alimentos que promueven el crecimiento y la actividad de bacterias beneficiosas en el intestino. Contienen fibras no digeribles que sirven como alimento para las buenas bacterias y mejoran así la salud intestinal. Ejemplos incluyen cebollas, ajo, plátanos y espárragos.

Probióticos
Microorganismos vivos que pueden influir positivamente en la flora intestinal. Se encuentran en alimentos fermentados como yogur, chucrut y kéfir, así como en suplementos dietéticos. Los probióticos pueden regular el sistema inmunológico y reducir la inflamación en el cuerpo, lo que puede tener un efecto positivo en la artritis psoriásica.

Alimentos antiinflamatorios

Impacto de los alimentos en la artritis psoriásica

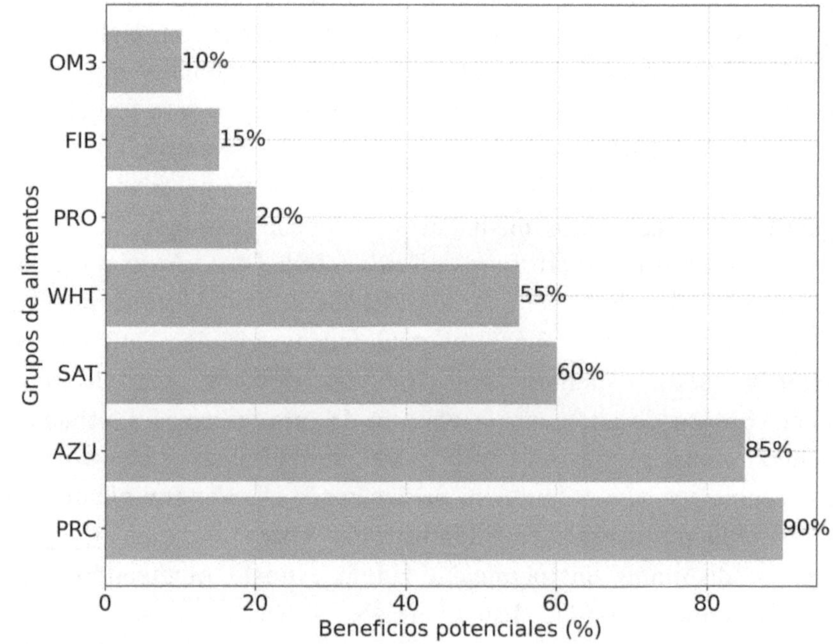

AZU: Alimentos/bebidas azucaradas

FIB: Alimentos ricos en fibra (frutas, verduras)

OM3: Omega-3 (pescado, linaza)

PRC: Alimentos procesados

PRO: Proteína magra (pollo, frijoles)

SAT: Grasas saturadas (carnes rojas, lácteos)

WHT: Granos integrales (avena, arroz integral)

Los ácidos grasos omega-3 y los alimentos ricos en fibra muestran el mayor beneficio potencial para el manejo de la artritis psoriásica debido a sus propiedades antiinflamatorias. El consumo moderado de proteínas magras apoya la salud de las articulaciones. Limitar los alimentos procesados, el azúcar y las grasas saturadas es crucial debido a su potencial para exacerbar la inflamación.

Alimentos inmunomoduladores

Los alimentos inmunomoduladores pueden influir positivamente en el curso de la artritis psoriásica, actuando directa o indirectamente sobre el sistema inmunológico. La dieta cetogénica, caracterizada por un contenido muy bajo de carbohidratos y un alto contenido de grasas, conduce a la formación de hydroxybutyrat. Esta sustancia posee propiedades antiinflamatorias y puede inhibir la producción de mediadores proinflamatorios, como IL-17 [s60]. Al reducir estos mediadores, se puede disminuir la actividad de la enfermedad de la artritis psoriásica [s60]. Otro efecto positivo de la dieta cetogénica es la pérdida de peso que a menudo la acompaña, lo que también puede influir favorablemente en las inflamaciones sistémicas [s60]. Además, hay indicios de que esta forma de alimentación puede aumentar la eficacia de otras terapias sistémicas en pacientes con psoriasis [s60]. Los probióticos, que contienen microorganismos vivos, también pueden tener efectos antiinflamatorios. Pueden reducir marcadores inflamatorios como Proteína C-reactiva (PCR) y disminuir la permeabilidad intestinal, modulando así la respuesta inmune [s61]. Estos efectos están bien documentados, especialmente en la artritis reumatoide, otra enfermedad inflamatoria reumática [s61]. También ciertos compuestos vegetales pueden tener un efecto inmunomodulador. Un compuesto vegetal mostró en estudios efectos positivos en enfermedades inflamatorias intestinales y artritis reumatoide, mejorando la actividad de la enfermedad [s62]. Un paciente con artritis psoriásica podría, por ejemplo, complementar su yogur diario con bayas y semillas de lino para aumentar la ingesta de fibra prebiótica y omegafettsaeuren, beneficiándose al mismo tiempo de los efectos potencialmente positivos de los probióticos en el yogur. El papel de la vitamina D en la psoriasis es, sin embargo, controvertido; algunos estudios muestran mejoras, mientras que otros no [s63]. De manera

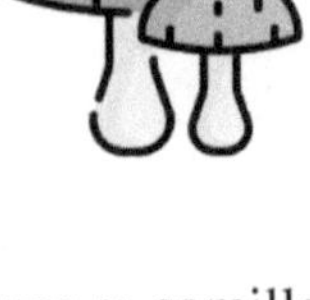

similar, los efectos positivos de una dieta sin gluten en enfermedades inflamatorias no están claramente establecidos [s64].

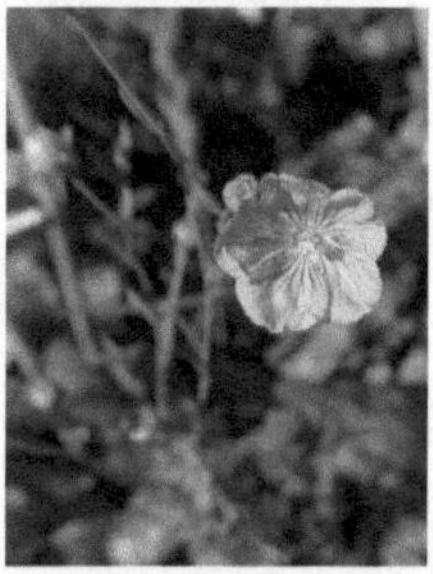

Semillas de lino [i25]

Bueno saber

Dieta sin gluten

Una forma de alimentación que excluye el gluten, una proteína en los cereales. Si una dieta sin gluten tiene efectos positivos en la artritis psoriásica no está científicamente comprobado de manera concluyente.

Fibra prebiótica

Componentes alimenticios que promueven el crecimiento de bacterias beneficiosas en el intestino (por ejemplo, en semillas de lino o bayas). Apoyan la acción de los probióticos y pueden influir indirectamente en la inflamación.

Proteína C-reactiva (PCR)

Un marcador inflamatorio en la sangre. Niveles elevados de PCR indican inflamación en el cuerpo. Los probióticos pueden posiblemente reducir los niveles de PCR.

Impacto inmunomodulador de los alimentos

Impacto de los alimentos inmunomoduladores en la inflamación, categorizados por eficacia y consumo recomendado.

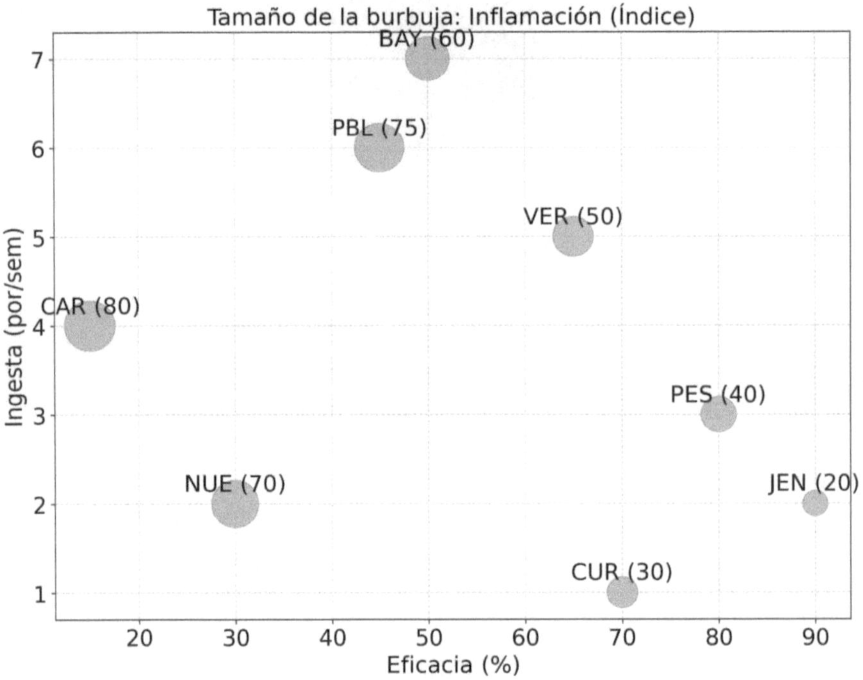

Blasengröße: Inflamación (Índice)

BAY: Bayas	CAR: Carne refinada
CUR: Cúrcuma	JEN: Jengibre
NUE: Nueces y semillas	PBL: Pan blanco
PES: Pescado graso	VER: Vegetales verdes

Los alimentos con alto potencial antiinflamatorio y recomendaciones de consumo moderado parecen ser los más beneficiosos. Aquellos con bajo impacto, independientemente del consumo, ofrecen un beneficio mínimo. Centrarse en alimentos de alto impacto en cantidades apropiadas podría ser una estrategia dietética clave para controlar la inflamación.

Combinaciones de nutrientes

Las combinaciones de nutrientes pueden desempeñar un papel importante en la artritis psoriásica al lograr efectos sinérgicos que van más allá del efecto individual de los nutrientes. Mientras que los nutrientes individuales pueden tener efectos positivos sobre la inflamación o el sistema inmunológico, ciertas combinaciones potencian estos efectos. Por ejemplo, la ingesta simultánea de selenio, coenzima Q10 y vitamina E no solo puede reducir la actividad de la enfermedad en la artritis psoriásica, sino también disminuir el nivel de estrés oxidativo [s65]. El estrés oxidativo juega un papel en la aparición y progresión de la inflamación, por lo que combatir este proceso mediante una combinación específica de nutrientes es prometedor. Un paciente que ya está tomando suplementos con algunos de estos nutrientes podría considerar usar un preparado combinado o combinar las sustancias individuales de manera que se tomen simultáneamente para beneficiarse de los efectos sinérgicos. Además de combinaciones específicas de nutrientes, la combinación de cambios en la dieta y ejercicio es central para el éxito de la terapia. Una dieta reducida en calorías, combinada con actividad física regular, no solo puede llevar a una reducción de peso, sino también mejorar la calidad de vida y reducir la masa de grasa corporal total [s66]. Una pérdida de peso de solo el 5% puede hacer una diferencia significativa en pacientes con sobrepeso y llevar a una actividad mínima de la enfermedad [s65]. Un paciente podría, por ejemplo, hacer ejercicio tres veces por semana durante 30 minutos cada vez y al mismo tiempo reducir su ingesta diaria de calorías al reemplazar bebidas azucaradas por agua o té sin endulzar y limitar el consumo de alimentos procesados. Al combinar estas medidas, no solo puede reducir su peso, sino también influir positivamente en los procesos inflamatorios en el cuerpo. La combinación de nutrientes específicos y ejercicio también puede ser beneficiosa. Por ejemplo, la ingesta de sustancias antiinflamatorias junto

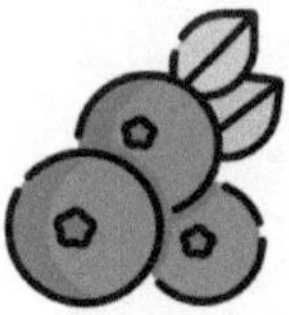

con entrenamiento regular puede aumentar la efectividad de ambas medidas [s67].

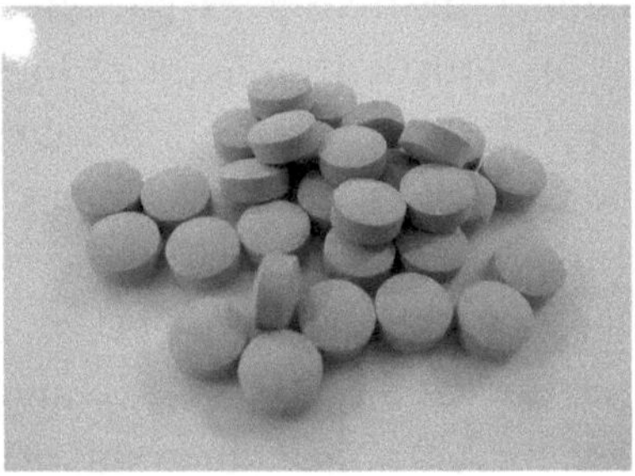

Complementos alimenticios [i26]

Bueno saber

Efectos sinérgicos

Los efectos sinérgicos en la nutrición describen la interacción de diferentes nutrientes que se refuerzan mutuamente en su efecto, teniendo así un mayor impacto positivo en la artritis psoriásica que si se toman individualmente. Por ejemplo, la vitamina D y los ácidos grasos omega-3 pueden aliviar el dolor articular más eficazmente juntos que si se toman por separado.

Masa de grasa corporal

La masa de grasa corporal total se refiere a la proporción del peso corporal que consiste en grasa. Un aumento en la masa de grasa corporal puede promover la inflamación en el cuerpo y, por lo tanto, empeorar los síntomas de la artritis psoriásica. La reducción de la masa de grasa corporal a través de la dieta y el ejercicio puede ayudar a disminuir la actividad de la enfermedad.

Suplementos

Los suplementos pueden servir para optimizar la ingesta de nutrientes en la artritis psoriásica, especialmente cuando ciertos nutrientes son difíciles de obtener en cantidades adecuadas a través de la dieta. Sin embargo, siempre deben tomarse en consulta con un médico o nutricionista.

Ingesta óptima de nutrientes para la artritis psoriásica

Distribución recomendada de la ingesta diaria de nutrientes para el manejo de la artritis psoriásica.

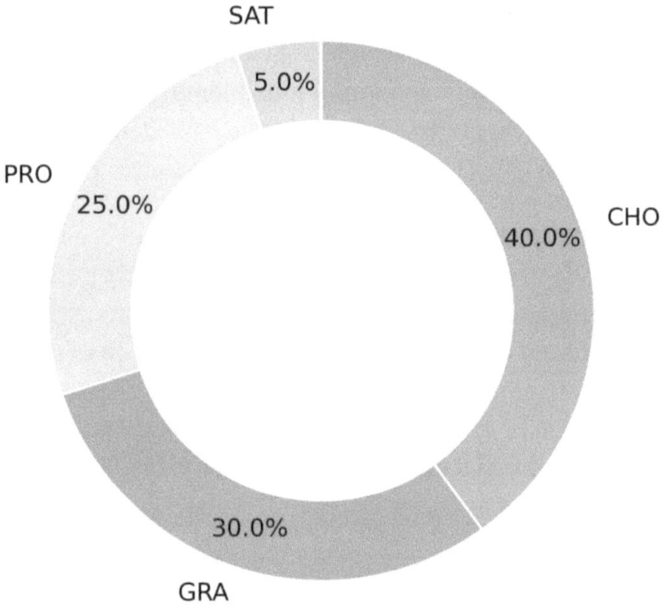

CHO: Carbohidratos complejos (p. ej., cereales integrales, frutas, verduras)

GRA: Grasas saludables (p. ej., Omega-3, aceite de oliva)

PRO: Proteína magra (p. ej., pescado, aves, legumbres)

SAT: Grasas saturadas/procesadas (límite)

Este gráfico visualiza un ejemplo de una distribución equilibrada de nutrientes beneficiosa para el manejo de la artritis psoriásica. Una porción significativa enfatiza los alimentos antiinflamatorios, ricos en ácidos grasos omega-3 y antioxidantes. Las proteínas adecuadas apoyan la reparación de los tejidos, mientras que una ingesta moderada de carbohidratos ayuda a mantener los niveles de energía sin exacerbar la inflamación. La porción más pequeña representa las grasas saturadas y procesadas, que deben limitarse. Este enfoque equilibrado tiene como objetivo reducir la inflamación, apoyar la salud de las articulaciones y mejorar el bienestar general.

Consejos concretos

- Elabore su plan de alimentación personal basado en un principio de rotación para descubrir intolerancias y maximizar la diversidad de nutrientes. Cambie, por ejemplo, semanalmente sus fuentes de proteínas, tipos de cereales y variedades de verduras.
- Integre de manera consciente alimentos con efecto prebiótico, como el topinambur o la raíz de bardana, en su dieta diaria para fomentar específicamente el crecimiento de bacterias intestinales beneficiosas.
- Aproveche las propiedades positivas de los tés de hierbas y prepárese diariamente una mezcla reconfortante de hierbas antiinflamatorias como manzanilla, melisa y milenrama.
- Experimente con la elaboración de sus propios fermentos de verduras para ampliar la diversidad de su flora intestinal y mejorar la absorción de vitaminas y minerales.
- Establezca horarios de comida fijos y cree rituales en torno a sus comidas para regular su digestión y reducir el estrés.
- Reflexione regularmente sobre sus progresos y ajuste continuamente su plan de alimentación a sus necesidades individuales y a la retroalimentación de su cuerpo.
- Incorpore un "descanso" para su intestino, consumiendo una vez a la semana una comida ligera y digestiva, como una sopa de verduras.
- Aprenda a prestar atención a las señales de su cuerpo y distinga entre hambre y apetito para evitar comer por razones emocionales.
- Establezca metas realistas y recompénsese por sus logros para mantener su motivación a largo plazo y consolidar su nuevo estilo de alimentación.

Revisión - 2. Conceptos nutricionales específicos para cada enfermedad

Los conceptos nutricionales específicos para enfermedades reumáticas como la artritis reumatoide, la artrosis y la artritis psoriásica le ofrecen la oportunidad de influir activamente en el curso de su enfermedad. No se trata de planes dietéticos rígidos, sino de un cambio de alimentación a largo plazo que tenga en cuenta sus necesidades y preferencias individuales. El enfoque está en alimentos antiinflamatorios, protectores de las articulaciones y amigables con la piel que puede integrar en su vida diaria. Esto puede lograrse, por ejemplo, mediante un mayor consumo de ácidos grasos omega-3 de pescados, nueces y aceites vegetales, la inclusión de productos integrales ricos en fibra, frutas y verduras, así como el uso de especias antiinflamatorias como la cúrcuma y el jengibre. Al mismo tiempo, debe reducir el consumo de alimentos altamente procesados, exceso de sal y azúcar, así como el consumo excesivo de alcohol, ya que estos factores pueden favorecer los procesos inflamatorios.

La gestión del peso también juega un papel importante, especialmente en la artrosis. El sobrepeso carga adicionalmente sus articulaciones y agrava el dolor. Incluso una reducción moderada de peso puede lograr mejoras notables. Combine una dieta reducida en calorías con ejercicio regular para aliviar sus articulaciones y mejorar su movilidad. Preste atención a un ritmo de comidas equilibrado. Experimente, por ejemplo, con el ayuno intermitente o la ingesta de alimentos en un período de tiempo limitado y observe cómo reacciona su cuerpo. La distribución de los macronutrientes a lo largo del día también puede marcar la diferencia. Intente consumir más alimentos ricos en carbohidratos por la mañana y reducirlos por la noche.

En la artritis psoriásica, además de la reducción de la inflamación, la salud intestinal es primordial. Un desequilibrio en la flora intestinal puede promover la inflamación y agravar los síntomas cutáneos. Integre alimentos prebióticos como semillas de lino o bayas en su dieta para apoyar el crecimiento de bacterias intestinales beneficiosas. La dieta mediterránea también puede tener un efecto positivo en su salud intestinal y en la apariencia de su piel. Además, tenga en cuenta que las combinaciones de nutrientes pueden generar efectos sinérgicos. La combinación de selenio, coenzima Q10 y vitamina E, por ejemplo, puede reducir tanto la actividad de la enfermedad como el estrés oxidativo. Hable con su médico o nutricionista sobre la posibilidad de optimizar su dieta mediante suplementos específicos.

La implementación de una dieta específica para la enfermedad puede ser un desafío al principio. Comience con pasos pequeños y realistas y aumente gradualmente. Documente su alimentación y sus síntomas para poder rastrear mejor el impacto del cambio en su dieta. No dude en buscar apoyo profesional. Un nutricionista puede ayudarle a crear un plan de alimentación individualizado que se ajuste a sus necesidades y a su enfermedad. Con paciencia, perseverancia y la estrategia adecuada, puede convertir su dieta en un aliado en la lucha contra su enfermedad reumática y mejorar su calidad de vida de manera sostenible.

3. Cambio práctico de la dieta

¿Cómo se puede integrar un nuevo estilo de alimentación de manera duradera en la vida cotidiana sin perder la motivación? El camino hacia una alimentación antiinflamatoria comienza con pequeños, pero efectivos pasos. Un enfoque sistemático ayuda a reemplazar de manera sostenible los viejos hábitos por nuevos. Las herramientas y estrategias adecuadas hacen que la transición sea mucho más fácil de lo que muchas personas suponen al principio. En este capítulo, aprenderá cómo llevar a cabo su cambio de dieta personal paso a paso de manera exitosa.

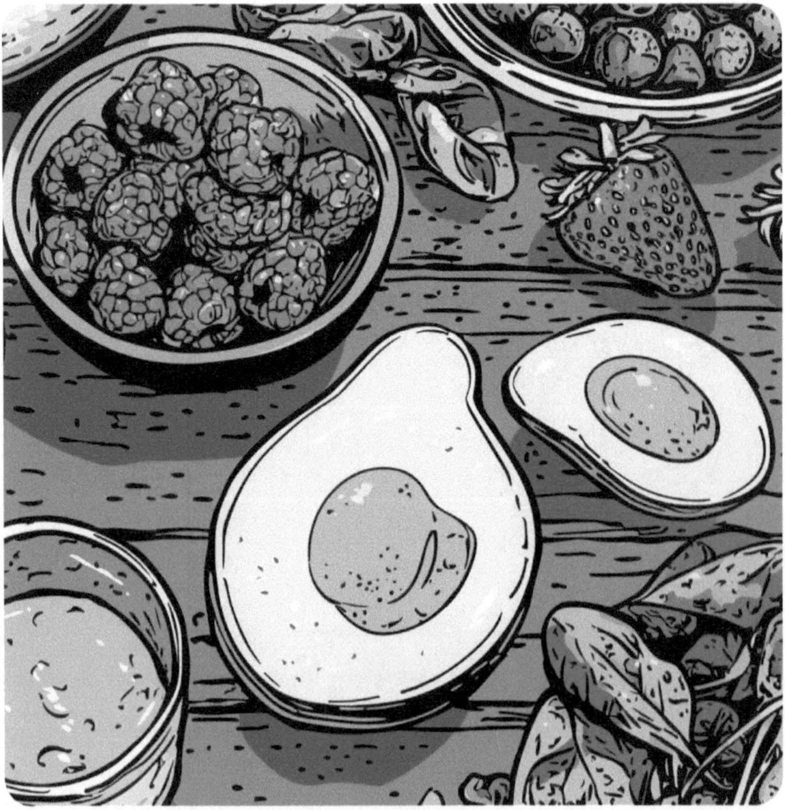

3. 1 Crear un diario de alimentos

El análisis de la propia alimentación es esencial para un cambio dietético en enfermedades reumáticas. Un protocolo dietético detallado ayuda a reconocer las relaciones entre la alimentación y los síntomas. Documenta la ingesta diaria de alimentos y constituye la base para un análisis individual. Además de los alimentos consumidos, idealmente se deben registrar las cantidades, la hora del día y los síntomas acompañantes. Este protocolo permite identificar patrones alimentarios individuales y delimitar posibles desencadenantes de las molestias reumáticas. Un enfoque estructurado, por ejemplo, la clasificación de los alimentos en grupos, facilita la posterior evaluación. Obtenga una visión completa de sus hábitos alimentarios y establezca así las bases para un cambio positivo en su bienestar.

La combinación de un protocolo de alimentación y un diario de síntomas permite reconocer las relaciones entre la alimentación y las molestias reumáticas, y ajustar la dieta de manera específica.

Evaluación inicial

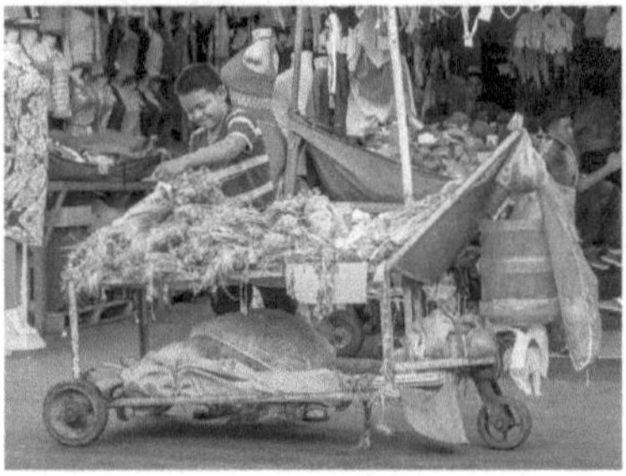

Verduras [i27]

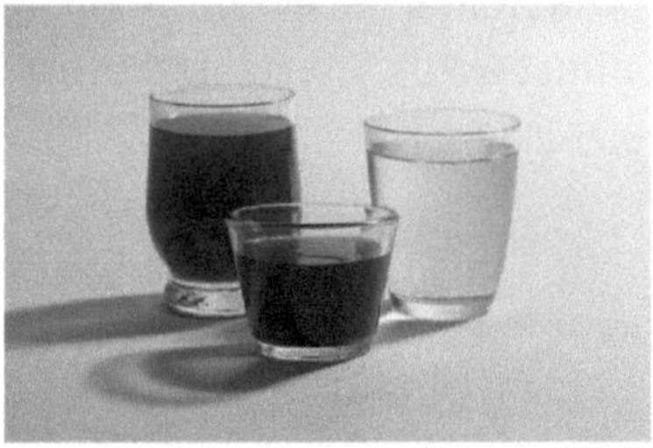

Bebidas [i28]

La evaluación de su alimentación es el primer paso para ajustar su dieta en enfermedades reumáticas. Un protocolo dietético detallado le ayuda a reconocer las relaciones entre su alimentación y sus molestias. Este protocolo documenta su ingesta diaria de alimentos y proporciona la base para un análisis dietético individual. Además de simplemente enumerar los alimentos consumidos, idealmente también debe registrar las cantidades, la hora del día y, si es necesario, los síntomas acompañantes. Anote, entre otros, los alimentos, bebidas y bocadillos consumidos. Complete la información sobre la preparación y los ingredientes. De este modo, obtendrá una visión completa de sus hábitos alimenticios. Un enfoque estructurado facilita la posterior evaluación. Una opción es clasificar los alimentos en grupos, como frutas y verduras, productos de cereales, productos lácteos, carne y pescado. La frecuencia de consumo de cada grupo de alimentos se puede registrar en una escala, desde "nunca" hasta "varias veces al día". Además de los alimentos consumidos, también deben registrarse parámetros demográficos como edad, sexo y nivel de actividad, así como patrones dietéticos principales, como vegetariano o vegano. Además, documente si sospecha de intolerancias, como intolerancia a la lactosa, al gluten o a la fructosa. Esta información ayuda a identificar patrones dietéticos individuales y a delimitar posibles desencadenantes de molestias reumáticas. Una evaluación detallada le permite ajustar su dieta de manera específica y lograr cambios positivos para su salud. La revisión y ajuste regular del protocolo dietético le apoyan para beneficiarse a largo plazo de una alimentación optimizada.

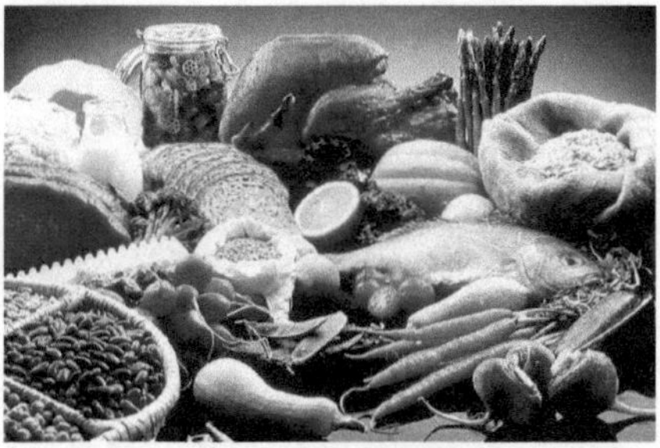

Alimentos [i29]

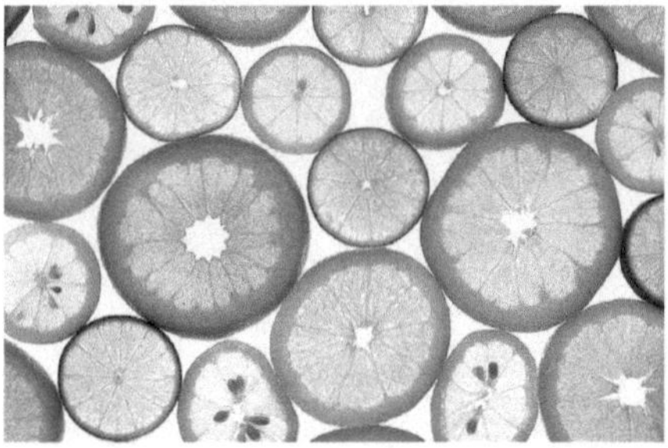

Fruta [i30]

Bueno saber

Parámetros demográficos

Características personales como edad, sexo y nivel de actividad que se registran en el protocolo dietético para individualizar el análisis dietético y considerar la influencia de estos factores en enfermedades reumáticas.

Patrones dietéticos principales

La forma de alimentación predominante, por ejemplo, vegetariana, vegana, mediterránea, que se documenta en el protocolo para analizar la influencia de la forma de alimentación en las molestias reumáticas.

Ejemplo de Distribución de Dieta Antiinflamatoria

Ingesta diaria típica de grupos de alimentos.

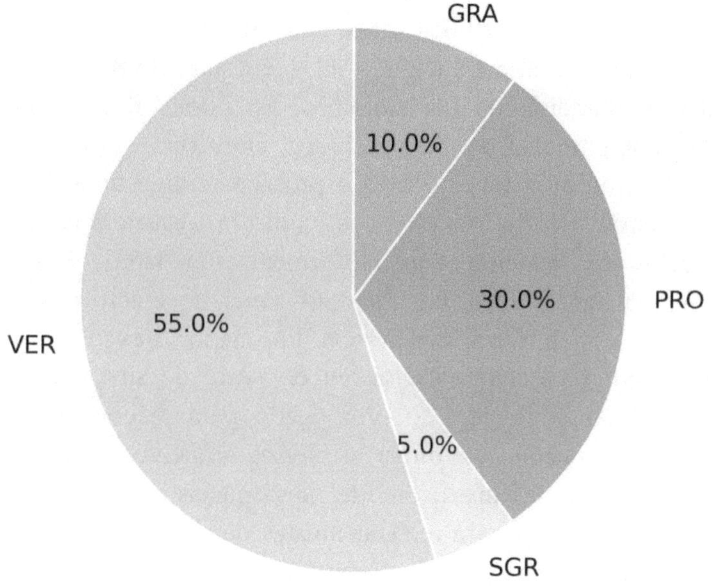

GRA: Granos Integrales

PRO: Proteína Magra (pescado, aves, legumbres)

SGR: Alimentos Procesados/Azúcares

VER: Frutas y Verduras

Este gráfico representa un ejemplo de dieta antiinflamatoria centrada en alimentos integrales. La alta proporción de frutas y verduras proporciona antioxidantes y fibra. Las grasas saludables contribuyen a reducir la inflamación, mientras que las proteínas magras apoyan la reparación de tejidos. Minimizar los alimentos procesados y los azúcares ayuda a controlar los desencadenantes de la inflamación. Las necesidades individuales varían y se recomienda consultar a un dietista para obtener asesoramiento dietético personalizado.

Diario de síntomas

Un diario de síntomas sirve para la recopilación sistemática de quejas a lo largo del tiempo y complementa la información del protocolo de alimentación. A través de la documentación paralela de la ingesta de alimentos y las reacciones físicas o emocionales, se pueden descubrir posibles relaciones entre la alimentación y el bienestar. Anote la naturaleza, intensidad y duración de los síntomas, así como el momento de su aparición. Las entradas posibles incluyen, entre otras, dolor, hinchazón, rigidez de las articulaciones, fatiga o problemas digestivos. También se pueden registrar estados psicológicos, como la tristeza o la ansiedad, y considerarlos en relación con la alimentación [s68]. Un consumo regular de pescado podría, por ejemplo, tener un efecto positivo en la salud mental, ya que se asocia con un menor riesgo de depresión asociado [s68]. La documentación en el diario de síntomas se realiza idealmente durante un período prolongado para reconocer patrones y tendencias. Así, puede determinar si ciertos alimentos se correlacionan regularmente con la aparición de sus quejas correlacionan. Esta información es valiosa para realizar ajustes dietéticos individuales junto con un médico o nutricionista y optimizar la terapia. La combinación del diario de alimentación y el diario de síntomas ofrece, por lo tanto, una base de datos integral para el análisis de su situación individual y le apoya en la gestión activa de su salud. La evaluación regular de ambos protocolos le ayuda a beneficiarse a largo plazo de una alimentación adaptada a sus necesidades.

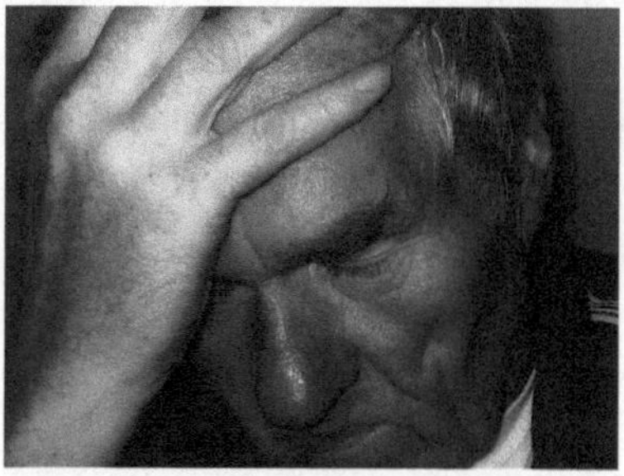

Fatiga [i31]

Bueno saber

Asociado

Relación entre un alimento específico (por ejemplo, pescado) y un aspecto de salud (por ejemplo, riesgo de depresión), basado en estudios.

Correlación

Relación entre el consumo de ciertos alimentos y la aparición o intensidad de quejas reumáticas.

Correlación entre la severidad de los síntomas y la dieta

Correlación entre el cumplimiento de una dieta antiinflamatoria y la severidad de los síntomas a lo largo del tiempo.

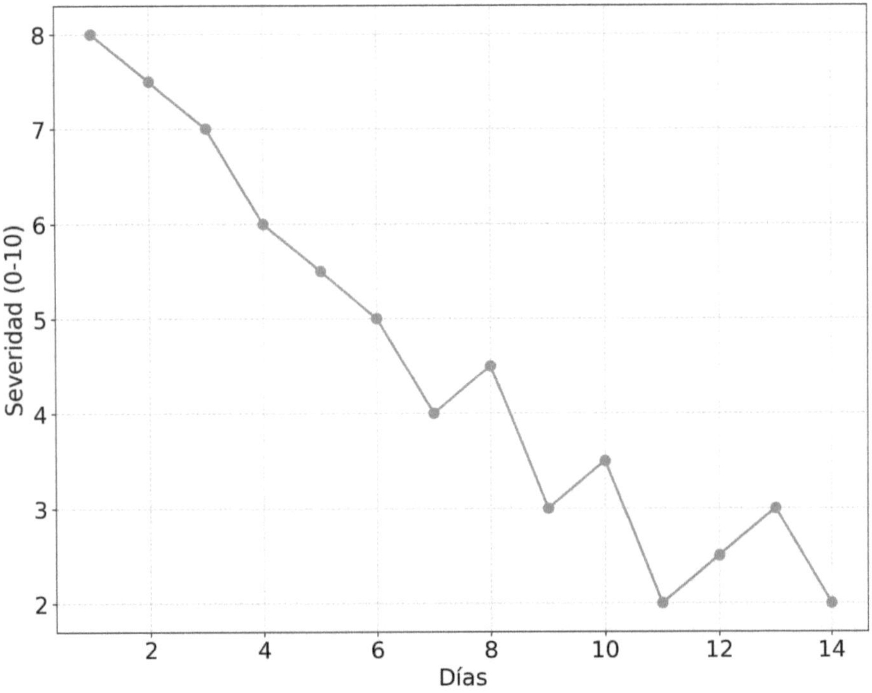

El gráfico indica una posible correlación inversa entre el cumplimiento de una dieta antiinflamatoria y la severidad de los síntomas. A medida que aumenta el cumplimiento de la dieta, la severidad de los síntomas parece disminuir, lo que sugiere que la dieta puede tener un impacto positivo en el manejo de los síntomas de la condición reumática. Sin embargo, es necesario considerar un análisis más profundo y otros posibles factores que influyen en los síntomas.

Balance de nutrientes

La balance de nutrientes, es decir, la relación entre la ingesta y la necesidad de nutrientes, influye de manera significativa en el curso de las enfermedades reumáticas. Un protocolo de alimentación ayuda a analizar esta balance y, si es necesario, ajustarla. Como muestran los estudios, muchos pacientes reumáticos no alcanzan las ingestas recomendadas de importantes macronutrientes y micronutrientes [s69]. En particular, la ingesta de fibra, que se garantiza mediante el consumo de frutas, verduras y productos integrales, a menudo es insuficiente [s69]. Un análisis de la ingesta de nutrientes puede realizarse con la ayuda de software especializado que calcula la ingesta diaria de grasas, fibra y vitamina D [s70]. De este modo, se puede determinar si la ingesta individual de nutrientes cumple con las directrices. Incluso cuando los pacientes reciben recomendaciones generales sobre la alimentación, a menudo falta una asesoría detallada y personalizada sobre la óptima provisión de nutrientes [s69]. Un protocolo de alimentación estructurado, que además de alimentos, cantidades y métodos de preparación incluya información sobre intolerancias, proporciona una base sólida para dicha asesoría. Los diarios de alimentación semanales, que se utilizan, por ejemplo, en el marco de estudios, permiten un monitoreo continuo de la ingesta de nutrientes y la adherencia a la dieta [s70]. A través de la evaluación regular del protocolo y el ajuste de la alimentación a las necesidades individuales, los pacientes pueden optimizar su balance de nutrientes y así influir positivamente en el curso de la enfermedad. Las experiencias de los pacientes con las intervenciones nutricionales, como las barreras y factores facilitadores, pueden ser recopiladas adicionalmente a través de grupos focales y utilizadas para mejorar la asesoría individual [s71]. Una intervención dietética personalizada puede mejorar de manera comprobada la ingesta de nutrientes y la adherencia a la dieta [s70]. Un ejemplo de esto sería el desarrollo de un plan de alimentación individual basado en el protocolo de alimentación, que tenga en cuenta tanto las necesidades de nutrientes como las preferencias personales del paciente.

Bueno saber

Fibra

La fibra, que se encuentra en frutas, verduras y productos integrales, promueve una flora intestinal saludable y puede reducir la inflamación. En el protocolo de alimentación, se deben documentar los alimentos ricos en fibra para asegurar una ingesta adecuada y apoyar el efecto positivo sobre la salud intestinal.

Intervención dietética

Una intervención dietética es una medida específica para cambiar los hábitos alimenticios. El protocolo de alimentación proporciona la base para una intervención dietética personalizada, que se adapta a las necesidades individuales y al curso de la enfermedad. A través de la documentación de los hábitos alimenticios y los éxitos logrados, se puede evaluar la efectividad de la intervención y ajustarla si es necesario.

Macronutrientes

Los macronutrientes como carbohidratos, proteínas y grasas proporcionan energía y son importantes para la construcción del cuerpo. Una ingesta equilibrada de estos nutrientes en el marco de un protocolo de alimentación puede ayudar a regular los procesos inflamatorios en el cuerpo y asegurar el suministro de componentes esenciales.

Ejemplo de balance de nutrientes de la dieta antiinflamatoria

Ingesta de nutrientes vs. objetivo

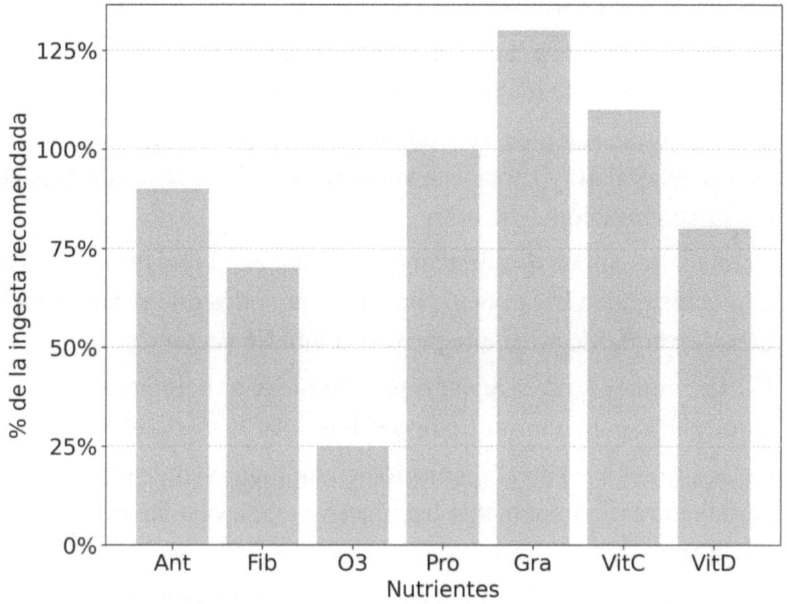

Ant: Antioxidantes

Fib: Fibra

Gra: Grasas saturadas

O3: Ácidos grasos omega-3

Pro: Proteína

VitC: Vitamina C

VitD: Vitamina D

Este gráfico ilustra la ingesta actual de nutrientes clave en comparación con los niveles recomendados para una dieta antiinflamatoria. La ingesta de ácidos grasos omega-3 está significativamente por debajo del objetivo, lo que destaca un área potencial de mejora. La ingesta de fibra también es ligeramente inferior a la recomendada. Si bien la ingesta de proteínas cumple con el objetivo, es importante centrarse en fuentes de proteínas magras para controlar la inflamación. La ingesta de grasas saturadas excede el nivel recomendado, lo que sugiere la necesidad de reducir el consumo de alimentos con alto contenido de estas grasas. En general, se necesitan ajustes para optimizar la dieta para su potencial antiinflamatorio.

Consejos concretos

- Vincula tu registro de alimentación con un diario visual. Fotografía tus comidas para reconstruir más fácilmente las cantidades y composiciones más tarde.
- Utiliza la función de notas de voz de tu smartphone para tomar notas sobre la comida de manera rápida y sencilla en tu día a día.
- Evalúa tu sensación de saciedad después de cada comida en una escala del 1 al 10 y anota este valor en el registro para comprender mejor tu sensación de hambre.
- Crea un "semáforo de alimentos" personal en el registro. Marca los alimentos que te hacen bien con verde, aquellos que te hacen menos bien con amarillo y los que provocan molestias con rojo.
- Utiliza símbolos en el registro para comidas o ingredientes recurrentes, para ahorrar tiempo y aumentar la claridad.
- Coloca tu registro de alimentación en un lugar visible de la cocina para recordarte diariamente tus objetivos y no olvidar la documentación.
- Analiza tu registro de alimentación semanalmente en busca de patrones. ¿Qué grupos de alimentos predominan? ¿Hay días con un número notablemente alto o bajo de calorías?
- Compara tu registro de alimentación con tu calendario. ¿Hay alguna relación entre las fases de estrés y ciertos hábitos alimenticios?
- Recompénsate por llevar el registro de alimentación de manera constante, por ejemplo, con un baño relajante o un buen libro.

3. 2 Planificación de las comidas

Un cambio en la alimentación en enfermedades reumáticas requiere planificación. Este apartado muestra cómo planificar las comidas de manera estratégica para facilitar la implementación de una dieta antiinflamatoria y superar obstáculos típicos como la falta de tiempo o las compras impulsivas poco saludables. Consideramos sus necesidades y preferencias individuales para lograr éxitos a largo plazo. Descubra cómo una planificación de comidas bien estructurada puede influir positivamente en su alimentación y bienestar.

Un cambio exitoso en la alimentación en enfermedades reumáticas no solo requiere la planificación de las comidas, sino también la organización del almacenamiento de alimentos, para poder acceder rápida y fácilmente a alimentos adecuados, especialmente durante los brotes de la enfermedad.

Crear un plan semanal

Un plan semanal estructurado facilita la implementación de un cambio en la dieta en enfermedades reumáticas. La planificación no solo ayuda en la selección de alimentos adecuados, sino también en la organización de la preparación de las comidas [s72]. Comience con un inventario de sus preferencias y hábitos. ¿Qué alimentos le gustan y cuáles le sientan bien? ¿Qué métodos de preparación prefiere? Integre estos conocimientos en su plan para hacer que el cambio sea exitoso a largo plazo. Un plan semanal debe incluir una variedad de alimentos antiinflamatorios [s73]. Frutas y verduras frescas, granos enteros, legumbres y grasas saludables forman una buena base. Esta combinación se puede comparar con la tradicional mediterranen_ernaehrung, que también es rica en estos componentes [s74]. Considere qué alimentos puede que no le sientan bien y evítelos [s73]. Los alimentos procesados, los alimentos con alto contenido de sal, aceites, mantequilla, azúcar y productos de origen animal pueden agravar los síntomas y deben ser reducidos [s73]. Planifique sus comidas para toda la semana con anticipación. Esto puede ayudarle a evitar compras impulsivas de alimentos poco saludables. Elabore una lista de compras basada en su plan para evitar compras innecesarias y tener los alimentos necesarios a mano [s74]. También puede cocinar en grandes cantidades y congelar las sobras para ahorrar tiempo [s72]. Si tiene hijos, involúcrelos en la preparación de las comidas. Esto convierte la cocina en una actividad conjunta y puede aumentar la aceptación del cambio en la dieta por parte de los niños [s72]. La planificación de las comidas también puede facilitar la integración de suplementos alimenticios, si estos han sido recomendados por su médico [s73]. Un plan de comidas de 2 semanas, como se utiliza en algunas intervenciones, puede servir de inspiración y base para su propia planificación [s74]. Adáptelo a sus necesidades y preferencias individuales. Establezca metas realistas para mejorar la calidad de su dieta y revíselas regularmente [s74]. Un diario de alimentación puede ayudarle a documentar su progreso y analizar su dieta. Así podrá determinar, por ejemplo, si está consumiendo suficientes nutrientes esenciales y si hay alimentos que afectan sus síntomas.

Bueno saber

Diario de alimentación

Un diario de alimentación ayuda a documentar la dieta y a reconocer las relaciones entre los alimentos y los síntomas reumáticos. También puede ser utilizado para verificar la ingesta de nutrientes y ajustar la dieta en consecuencia.

Suplementos alimenticios

Los suplementos alimenticios pueden ser utilizados en enfermedades reumáticas para compensar una posible deficiencia de nutrientes que puede surgir debido a la enfermedad o a un cambio en la dieta. Sin embargo, su uso siempre debe ser consultado con un médico.

Tiempo de preparación semanal de comidas

Tiempo dedicado a la preparación de comidas antiinflamatorias.

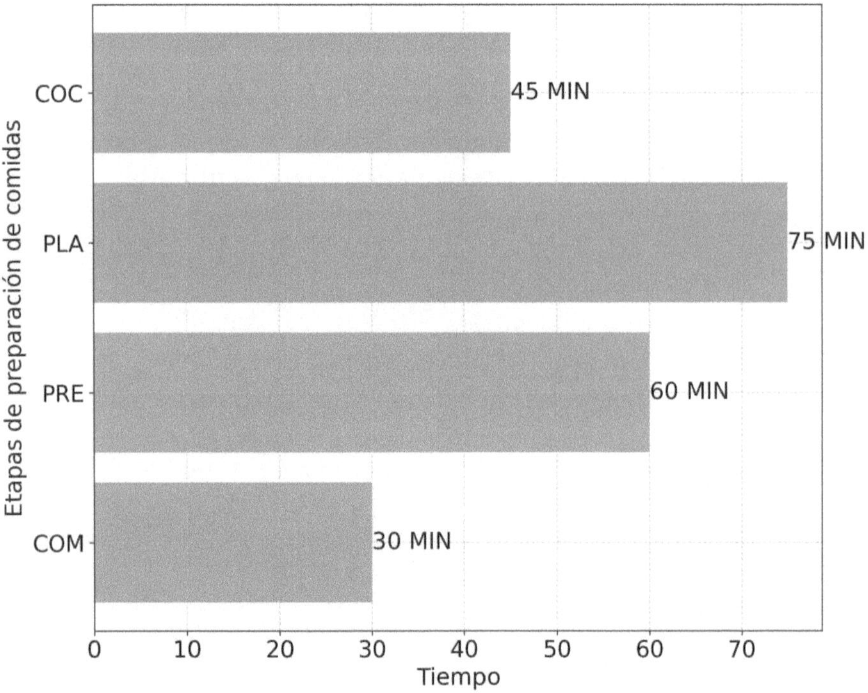

COC: Cocinar

PLA: Planificación

COM: Compras

PRE: Preparación

El gráfico destaca la variación en el tiempo dedicado a las diferentes etapas de la preparación de comidas. La planificación y la compra llevan mucho más tiempo que la cocción en sí, lo que sugiere la importancia de una organización eficiente. La preparación previa de los ingredientes reduce significativamente el tiempo de cocción, lo que promueve el cumplimiento de una dieta saludable.

Elaborar una lista de la compra

La creación de una lista de la compra es un paso importante para implementar el cambio de dieta en la vida cotidiana de las personas con enfermedades reumáticas. En lugar de anotar solo alimentos, la lista debe considerar específicamente las comidas establecidas en el plan semanal. De este modo, se asegura que todos los ingredientes necesarios para los platos planificados estén disponibles y se evitan compras espontáneas no planificadas que podrían ser desfavorables. Una lista de la compra bien estructurada puede organizarse por categorías de alimentos para facilitar el proceso de compra y mantener la claridad. Así, encontrará más rápidamente los productos deseados en el supermercado, por ejemplo, dividiendo la lista en categorías como frutas y verduras, productos refrigerados, alimentos secos y congelados. Al elaborar la lista, asegúrese de que se ajuste a su plan de alimentación individual y a sus necesidades. Mientras que una persona que prefiere la mediterrane_ernaehrungsweise tendrá mucha fruta fresca, verduras, legumbres y productos integrales en su lista, alguien que se concentre en alimentos antiinflamatorios priorizará el pescado graso, nueces y semillas [s75] [s76]. Además de los alimentos del plan semanal,

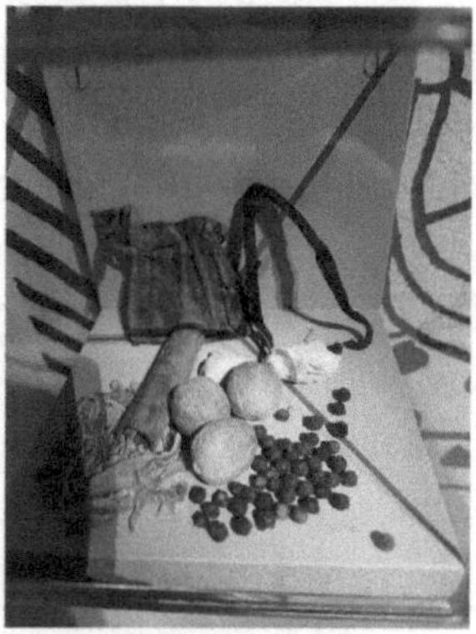

Especias [i32]

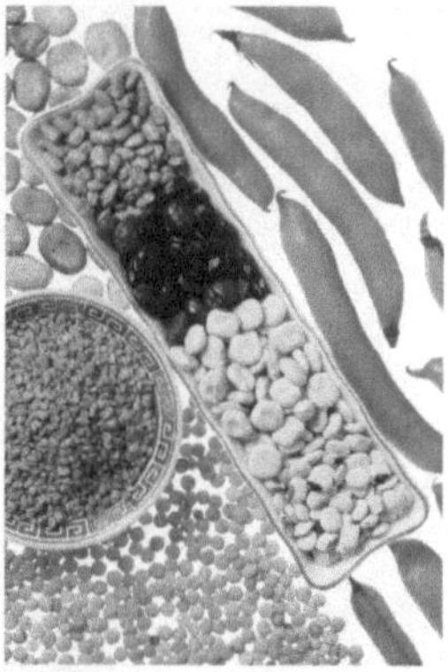

Legumbres [i33]

también deben incluirse productos básicos como especias, aceites y bebidas en la lista. Asimismo, la lista de la compra puede servir como base para organizar el refrigerador y las despensas. Al colocar los alimentos de uso frecuente en un lugar visible y accesible, facilita la preparación de las comidas y fomenta el cumplimiento a largo plazo de su plan de alimentación. Considerar productos de temporada no solo puede aumentar la variedad en el menú, sino que a menudo también puede ahorrar costos. Anote las cantidades en la lista de la compra para evitar compras excesivas y el desperdicio de alimentos, asegurando al mismo tiempo que haya suficientes ingredientes para toda la semana. Una lista de la compra bien pensada minimiza no solo el tiempo en el supermercado, sino que también apoya la implementación de una dieta saludable y adecuada para las personas con enfermedades reumáticas.

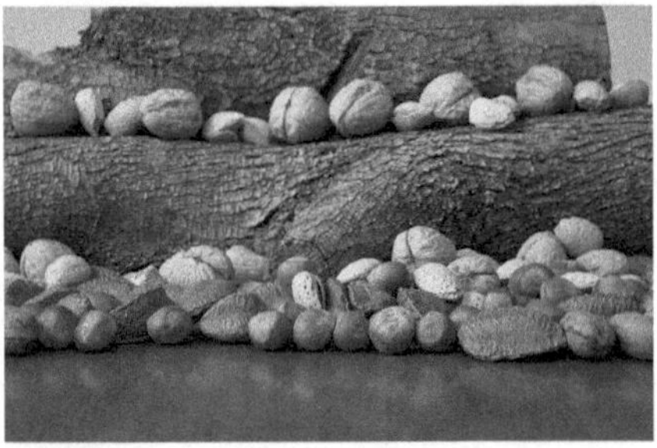

Nueces [i34]

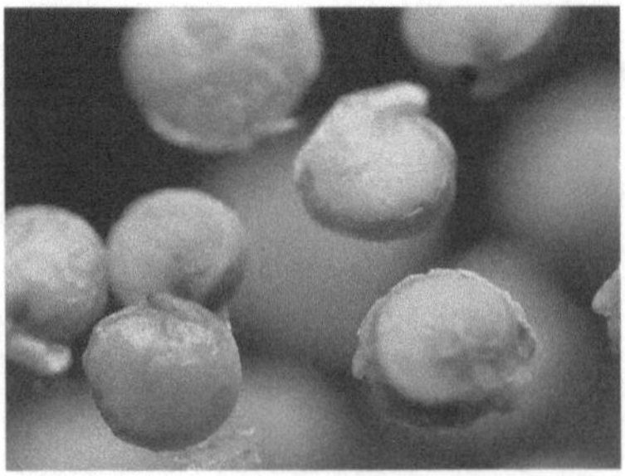

Productos integrales [i35]

Bueno saber

Alimentos antiinflamatorios

Los alimentos antiinflamatorios como el pescado graso (salmón, caballa), nueces, semillas y bayas contienen nutrientes que pueden inhibir los procesos inflamatorios en el cuerpo. Su consumo regular puede ayudar a aliviar las molestias reumáticas.

Distribución de la dieta antiinflamatoria

Visualización de la distribución de los grupos de alimentos para una dieta antiinflamatoria.

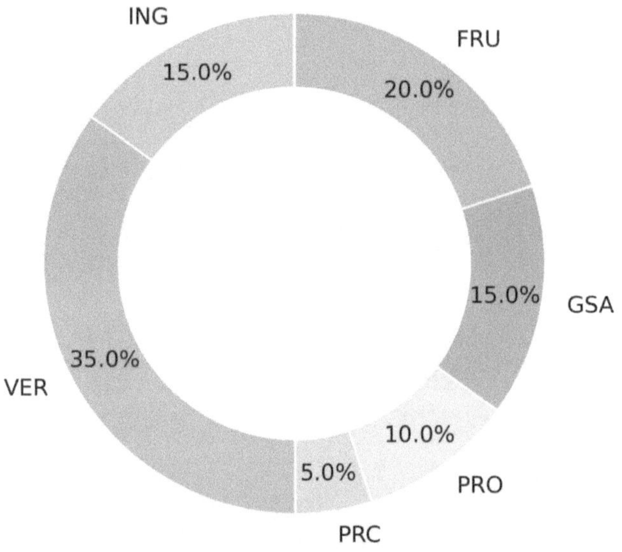

FRU: Frutas

ING: Integrales

PRO: Proteína Magra

GSA: Grasas Saludables

PRC: Procesados/Azúcares Refinados

VER: Verduras

Este gráfico enfatiza la importancia de la variedad en una dieta antiinflamatoria. Si bien las verduras constituyen una porción significativa, centrarse en las frutas, los cereales integrales y las grasas saludables es crucial para una nutrición equilibrada y para maximizar los posibles beneficios antiinflamatorios. Las fuentes de proteínas magras contribuyen moderadamente, lo que garantiza una ingesta suficiente de proteínas sin un consumo excesivo. Minimizar los alimentos procesados y los azúcares refinados, como se refleja en su menor representación, es clave para controlar la inflamación.

Organizar el almacenamiento

Organizar el almacenamiento: Una organización bien pensada de los suministros contribuye significativamente a la implementación exitosa del plan de alimentación y puede reducir el esfuerzo al cocinar, especialmente durante los brotes de enfermedad [s77]. Comience con un inventario de los alimentos que tiene. Verifique las fechas de caducidad y descarte los productos caducados. Luego, puede clasificar los alimentos restantes por categorías, como productos de cereales, conservas, alimentos secos o congelados. Almacene los alimentos en recipientes transparentes y etiquetados para mantener el control y facilitar la búsqueda. Una disposición clara en la despensa – productos de uso frecuente al alcance y los menos utilizados más atrás – facilita el trabajo diario en la cocina. Complete su inventario con una lista de los alimentos que necesita regularmente y que se adaptan a sus necesidades dietéticas. Integre esto en su plan de compras para tener siempre suficientes ingredientes disponibles para

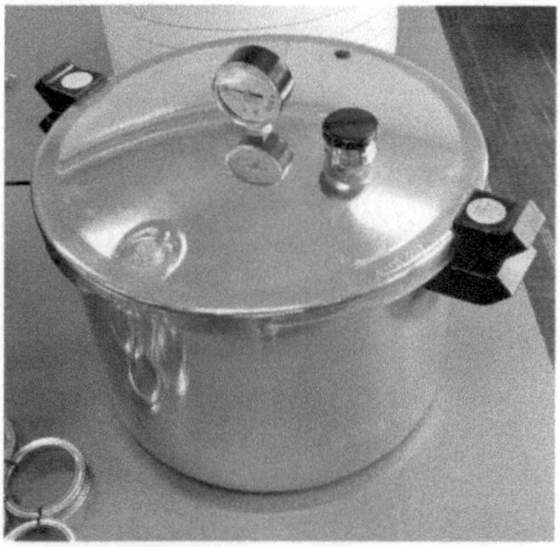

Conservas [i36]

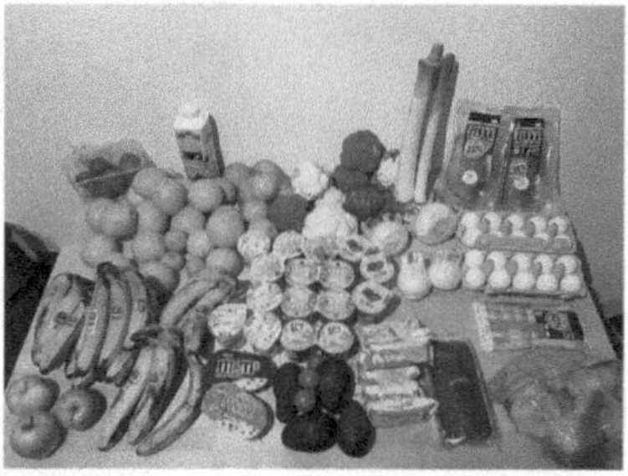

desperdicio de alimentos [i37]

sus comidas. De este modo, evitará compras no planificadа

al mismo tiempo el desperdicio de alimen personas con enfermedades reun especialmente recomendable almacena que se puedan preparar rápida y fácil garantizar comidas nutritivas incluso fuertes molestias [s77]. Una selección congeladas, legumbres precocinadas o pasta integral perm una comida completa con un esfuerzo mínimo. Tamb grandes cantidades y congelar porciones puede ahorrar tiem la carga en fases activas de la enfermedad.

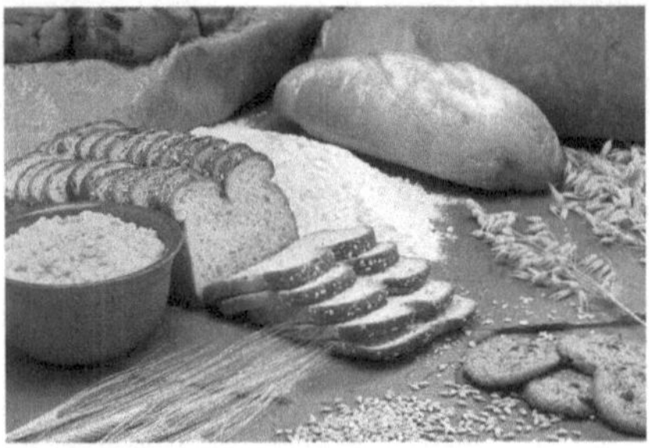

Productos a base de cereales [i38]

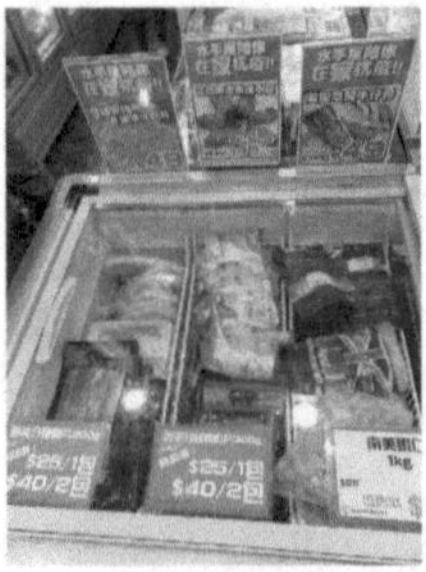

Comida congelada [i39]

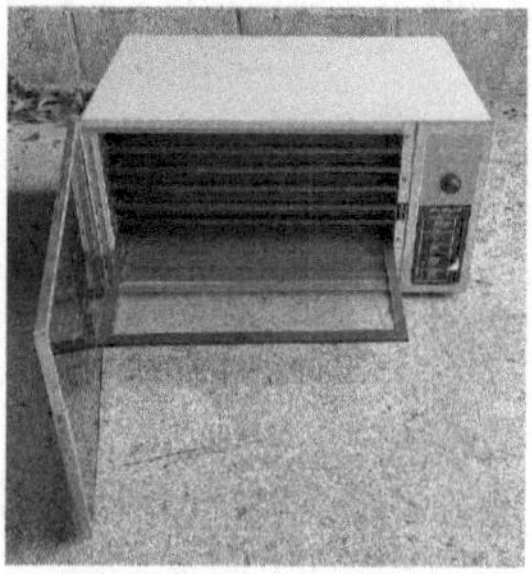

Productos secos [i40]

Bueno saber

Inventario

Un inventario de los suministros de alimentos ayuda a mantener el control sobre los alimentos disponibles y a evitar compras duplicadas. Es el primer paso para optimizar el almacenamiento y contribuye a la reducción del desperdicio de alimentos. En enfermedades reumáticas, apoya la planificación de comidas que se adapten a las necesidades dietéticas individuales y que sean rápidas y fáciles de preparar.

Fechas de caducidad

El control regular de las fechas de caducidad de los alimentos es importante para evitar alimentos en mal estado y garantizar la seguridad alimentaria. En el contexto de la alimentación en enfermedades reumáticas, esto es especialmente relevante, ya que un sistema inmunológico debilitado puede reaccionar de manera más susceptible a los alimentos en mal estado.

Inventario de alimentos y planificación de comidas para dietas antiinflamatorias

Priorización de alimentos antiinflamatorios en función de la vida útil y la cantidad requerida.

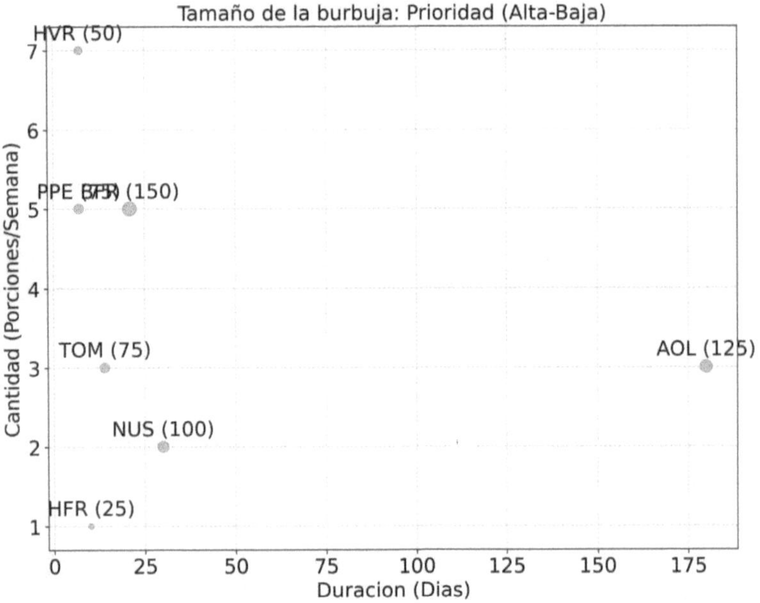

Blasengröße: Prioridad (Alta-Baja)

AOL: Aceite de oliva

HFR: Hierbas frescas

NUS: Nueces/Semillas

TOM: Tomates

BFR: Bayas congeladas

HVR: Hortalizas de hoja verde

PPE: Pescado fresco

Se priorizan los alimentos con una vida útil más larga y mayores cantidades requeridas. Las verduras de hoja verde, si bien son importantes, requieren una reposición frecuente debido a su corta vida útil. Las bayas congeladas ofrecen un buen equilibrio entre una larga vida útil y un alto valor nutricional. Priorizar alimentos como estos puede simplificar la planificación de comidas y reducir el desperdicio de alimentos para las personas que siguen una dieta antiinflamatoria.

Consejos concretos

- Transforma tu planificación de comidas en una experiencia visual. Crea un tablero con imágenes de platos que te inspiren.
- Presenta tus comidas de manera atractiva, incluso si cocinas solo para ti. La vista también come y aumenta el disfrute.
- Organiza una noche de cocina en conjunto con amigos o familiares que también estén interesados en un cambio de dieta. Intercambia recetas e ideas.
- Asiste a un curso de cocina enfocado en la alimentación saludable. Aprende nuevas formas de preparación y descubre alimentos desconocidos.
- Emprende un viaje culinario. Prueba una nueva receta cada semana con ingredientes antiinflamatorios.
- Conecta tu planificación de comidas con un bonito ritual. Enciende una vela, escucha tu música favorita o pon la mesa de manera especial.
- Integra tu planificación de comidas en tu mundo digital. Utiliza una aplicación o una plataforma en línea para crear tus planes semanales y gestionar listas de compras.
- Recompénsate por tus logros en la planificación de comidas. Date un capricho, como una noche relajante o un pequeño regalo.
- Transforma las sobras en nuevos platos. Así evitarás el desperdicio de alimentos y ahorrarás tiempo en la planificación de comidas.
- Planifica tus comidas de manera flexible. Deja espacio para invitaciones espontáneas o eventos inesperados.
- Prepara grandes cantidades de alimentos básicos durante el fin de semana, como legumbres cocidas o verduras asadas.

3. 3 Aplicación en la vida diaria

La implementación de una dieta antiinflamatoria en la vida cotidiana para enfermedades reumáticas presenta muchos desafíos. Desde la comida fuera de casa hasta situaciones sociales y la gestión del estrés, muchos factores influyen en la alimentación y pueden afectar el éxito. Este capítulo examina los obstáculos típicos y ofrece estrategias concretas para la implementación práctica. Descubra cómo puede optimizar su dieta de manera sostenible y mejorar su calidad de vida.

La planificación previa y las decisiones conscientes son la clave para un cambio exitoso en la alimentación, especialmente fuera de casa, donde acechan las tentaciones y las porciones más grandes.

Comidas fuera de casa

Las comidas fuera de casa representan una situación particular en las enfermedades reumáticas. Los alimentos que fomentan la inflamación pueden intensificar el dolor y la rigidez. Por lo tanto, es importante seleccionar conscientemente los platos. Las comidas preparadas y la comida rápida a menudo contienen ácidos grasos saturados y azúcares, que pueden tener un efecto proinflamatorio. En su lugar, preste atención a los ingredientes frescos y a los platos con muchas verduras, frutas y productos integrales. Estos aportan vitaminas, minerales y antioxidantes importantes que apoyan al cuerpo. También el tamaño de las porciones juega un papel: fuera de casa, uno tiende a optar por porciones más grandes. Pida porciones más pequeñas o comparta un plato con alguien. Planifique sus comidas con antelación para evitar decisiones espontáneas y poco saludables. Empaque, entre otras cosas, una ensalada, palitos de verduras con hummus o un pan integral con fiambres magros para el trabajo o para llevar. Así mantendrá el control sobre los ingredientes y el tamaño de las porciones. Esto es especialmente útil en citas o excursiones. La autoregulación es importante en la vida cotidiana, especialmente fuera de casa, donde las distracciones y la fatiga pueden dificultar aún más el autocontrol. Una alta motivación intrínseca y la confianza en la propia capacidad para tomar decisiones saludables (autoeficacia) son factores decisivos. Concéntrese en sus objetivos y visualice el efecto positivo de una alimentación saludable en su cuerpo y bienestar.

Bueno saber

Autoeficacia

La autoeficacia describe la creencia de una persona en su capacidad para llevar a cabo con éxito las acciones deseadas mediante sus propias habilidades. En enfermedades reumáticas, la autoeficacia refuerza la confianza en poder manejar con éxito los cambios en la alimentación en la vida cotidiana y lograr efectos positivos en la salud.

Comidas fuera de casa

La planificación de las comidas con antelación puede ayudar a mantener el control sobre la alimentación en enfermedades reumáticas, especialmente cuando no se come en casa. Esto permite seleccionar alimentos antiinflamatorios y evita opciones poco saludables.

Motivación intrínseca

La motivación intrínseca, es decir, la motivación que surge de uno mismo, juega un papel importante en el cambio de hábitos alimenticios a largo plazo. Ayuda a implementar de manera consistente la alimentación en enfermedades reumáticas y a establecer cambios positivos en la vida cotidiana.

Opciones antiinflamatorias adecuadas para comer fuera

Distribución de opciones de comidas adecuadas al comer fuera con afecciones reumáticas.

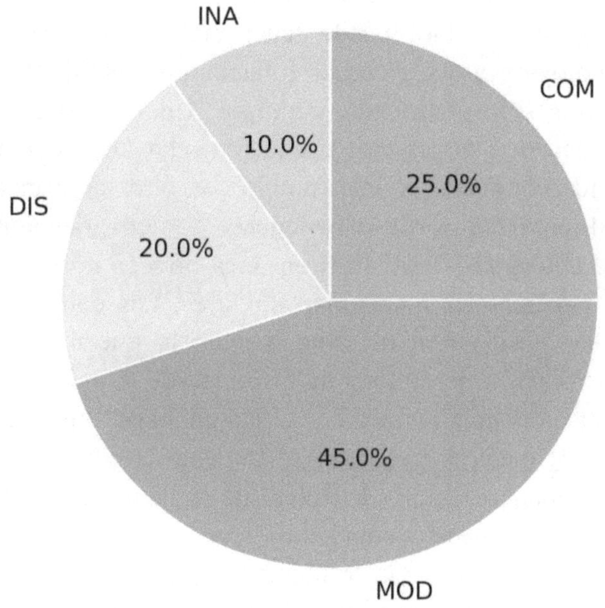

COM: Compromiso/Opciones limitadas
DIS: Disponible y totalmente adecuado
INA: Inadecuado/Requiere cambios extensos
MOD: Adecuado con modificaciones

Este gráfico destaca los desafíos de mantener una dieta antiinflamatoria al comer fuera. Encontrar opciones adecuadas a menudo requiere una planificación y selección cuidadosas. Si bien algunos restaurantes ofrecen opciones antiinflamatorias fácilmente disponibles, con frecuencia son necesarias modificaciones o compromisos. Enfatiza la importancia de estar preparado e informado sobre las opciones del menú para controlar eficazmente las afecciones reumáticas.

Superar situaciones sociales

La interacción social es un aspecto importante en la vida con una enfermedad reumática. Los contactos sociales positivos fomentan el bienestar y pueden apoyar el manejo de la enfermedad [s78]. Un entorno social estable puede fortalecer la resiliencia frente a las cargas físicas y psicológicas [s79]. La aislación social, en cambio, puede tener efectos negativos sobre el sistema inmunológico y los procesos inflamatorios [s78]. Por lo tanto, cuide sus relaciones con familiares y amigos. Una conversación abierta sobre la enfermedad y sus efectos puede fomentar la comprensión y el apoyo en la vida cotidiana. El intercambio con otros afectados también puede ser útil para compartir experiencias y motivarse mutuamente. Los grupos de autoayuda o los foros en línea ofrecen la oportunidad de contactar con personas en situaciones similares. Los contactos sociales tienen un efecto positivo en la salud mental, lo que a su vez puede influir en la percepción del dolor y la actividad de la enfermedad [s79]. También la relación con el médico juega un papel: una relación de confianza entre el médico y el paciente fomenta la colaboración activa y facilita la implementación del plan de tratamiento [s79]. Hable abiertamente con su médico sobre sus necesidades y preocupaciones para desarrollar juntos la mejor estrategia de tratamiento posible. Por ejemplo, pueden discutir juntos qué ajustes son necesarios en la vida cotidiana para poder seguir participando en actividades sociales a pesar de las molestias reumáticas. Acuerdos concretos pueden ayudar a manejar las situaciones sociales con mayor seguridad.

Bueno saber

Aislamiento social

El aislamiento social, es decir, la falta de contactos e interacciones sociales, puede llevar a un empeoramiento del curso de la enfermedad en enfermedades reumáticas. Puede debilitar el sistema inmunológico y aumentar los procesos inflamatorios, lo que puede afectar negativamente el cambio en la dieta, ya que falta la motivación y el apoyo.

Relación médico-paciente

Una relación de confianza entre el médico y el paciente es crucial para el éxito de la terapia nutricional en enfermedades reumáticas. La comunicación abierta y la toma de decisiones conjunta fomentan la motivación del paciente y permiten una adaptación individual de las pautas dietéticas a las necesidades personales y al curso de la enfermedad.

Resiliencia

La resiliencia describe la capacidad de recuperarse de contratiempos y mantener una sensación de vida positiva a pesar de las cargas, como una enfermedad reumática. Una actitud resiliente puede ser fomentada a través de estrategias específicas, como el entrenamiento de la atención plena o los diálogos internos positivos, y apoya la implementación de las pautas dietéticas en la vida cotidiana.

Desafíos con Dietas Antiinflamatorias

Frecuencia de Situaciones Sociales Difíciles

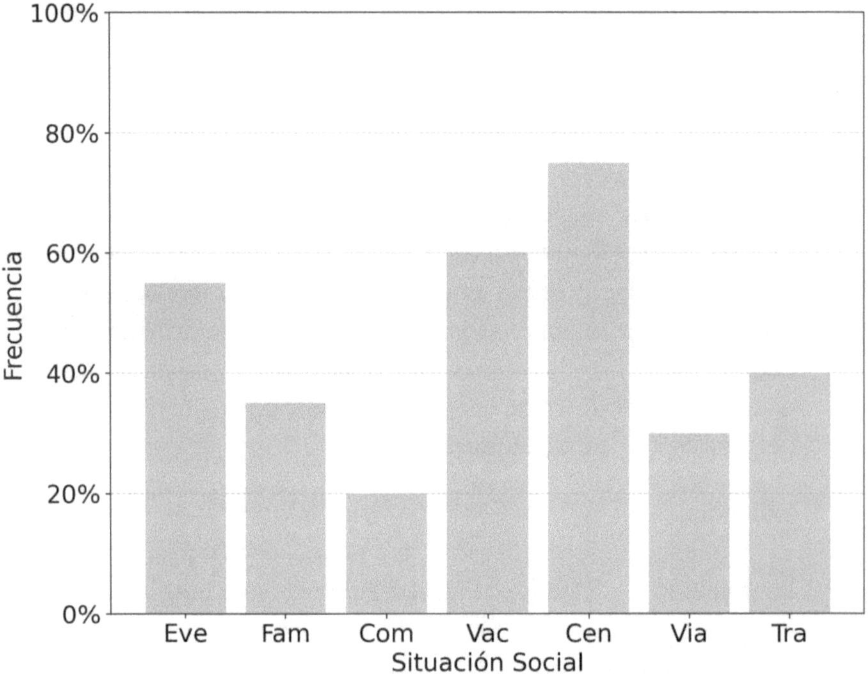

Cen: Cenar Fuera
Com: Compras
Eve: Eventos Sociales
Fam: Comidas Familiares
Tra: Trabajo
Vac: Vacaciones
Via: Viajar

Cenar fuera presenta el desafío más significativo, seguido de reuniones festivas y eventos sociales. Los almuerzos de trabajo y las comidas familiares también plantean dificultades moderadas. Esto destaca la necesidad de estrategias para manejar estas situaciones mientras se adhiere a las pautas dietéticas.

Manejo del estrés

El estrés influye en el curso de las enfermedades reumáticas. El estrés crónico puede intensificar los procesos inflamatorios y agravar el dolor [s80]. Por el contrario, las técnicas de relajación pueden ayudar a reducir las hormonas del estrés y aumentar el bienestar. Un aspecto importante del manejo del estrés es dormir lo suficiente. Los trastornos del sueño agravan el dolor y la fatiga, lo que a su vez puede aumentar el estrés. Un horario de sueño fijo y un ritmo de sueño regular fomentan un sueño reparador. La actividad física también ayuda a reducir el estrés y mejorar la calidad del sueño [s80]. Integre sesiones de ejercicio regulares, adaptadas a sus capacidades físicas, en su vida diaria. Actividades moderadas como caminar, practicar yoga o nadar pueden tener efectos positivos. Los ejercicios de atención plena, como la meditación o técnicas de respiración, ayudan a pausar en la vida cotidiana y a reducir las reacciones al estrés. Encuentre un método que le funcione y practíquelo regularmente para beneficiarse a largo plazo de los efectos positivos. También, los contactos sociales y las emociones positivas tienen un efecto reductor del estrés [s80]. Cultive sus relaciones sociales y busque activamente momentos de alegría en su vida diaria. Un paseo con amigos, un baño relajante o la lectura de un buen libro: todo esto puede ayudar a

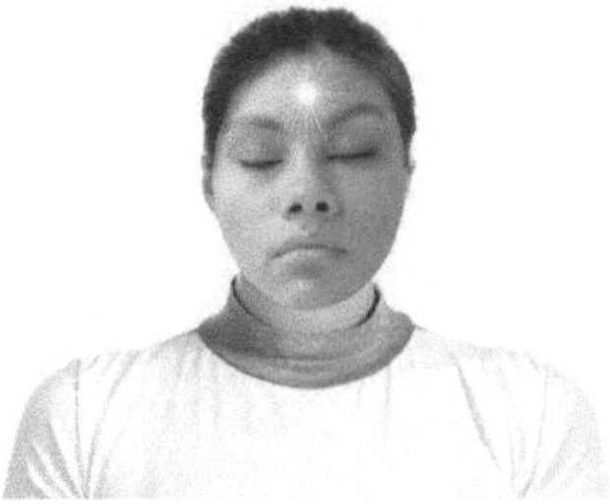

Meditación [i41]

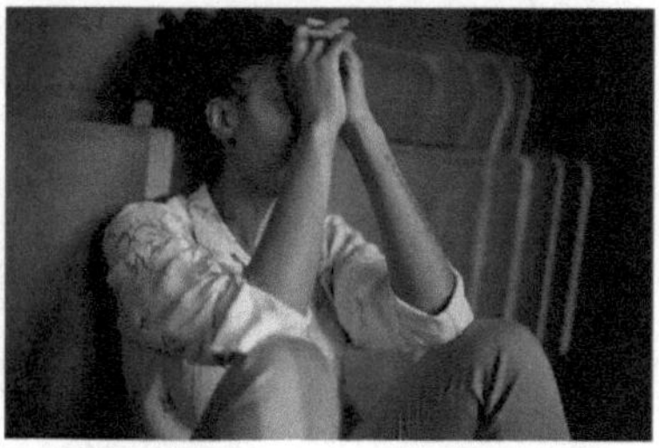

Reacciones al estrés [i42]

reducir el estrés y mejorar el estado de ánimo. Desarrolle estrategias individuales para el manejo del estrés que se adapten a su estilo de vida y le hagan bien. Si el estrés persiste durante un período prolongado o se siente abrumado, busque apoyo profesional de un terapeuta o médico.

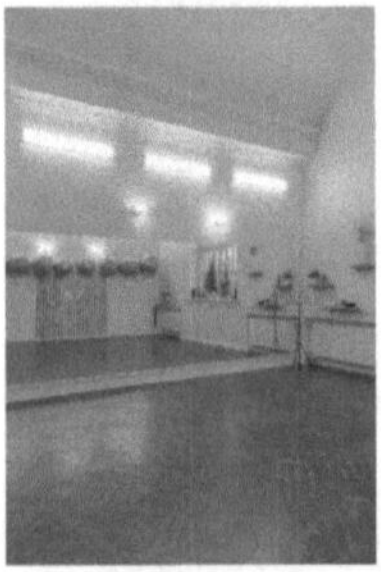

Yoga [i43]

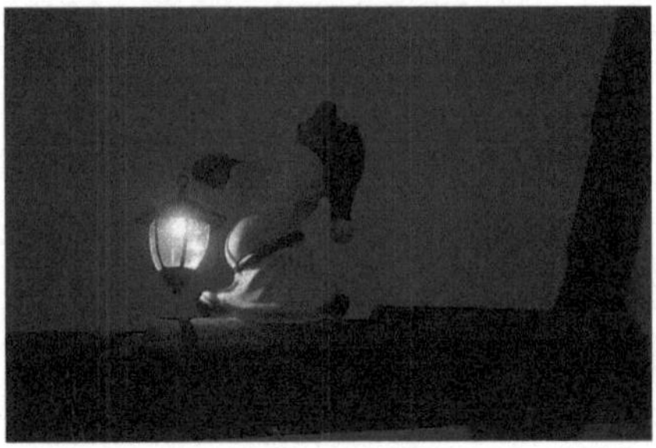

ritmo del sueño [i44]

Bueno saber

Ejercicios de atención plena

Ejercicios que dirigen la atención al momento presente, como la meditación o ejercicios de respiración. Pueden ayudar a reducir el estrés, percibir mejor el dolor y mejorar el manejo de enfermedades crónicas como el reuma.

Estrés crónico

Estrés persistente durante un período prolongado que puede afectar negativamente al cuerpo y la salud, especialmente al intensificar los procesos inflamatorios en enfermedades reumáticas.

Actividades moderadas

Actividades físicas de intensidad media que estimulan la circulación, pero no sobrecargan, como caminar, nadar o andar en bicicleta. Son especialmente adecuadas para personas con enfermedades reumáticas para mantener la movilidad y reducir el estrés sin sobrecargar las articulaciones.

Técnicas de relajación

Métodos para reducir el estrés y la tensión, como la relajación muscular progresiva, el entrenamiento autógeno o el yoga, que pueden ayudar a aliviar el dolor y la inflamación en enfermedades reumáticas.

Nivel de Estrés vs. Hábitos Alimenticios Saludables

Correlación entre el estrés percibido y el cumplimiento de una dieta antiinflamatoria.

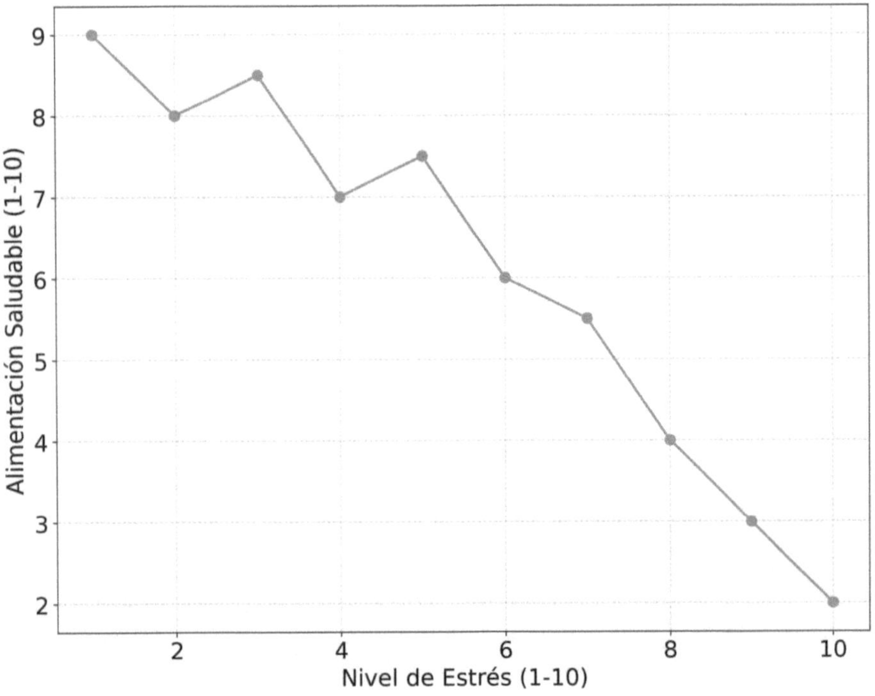

Este gráfico ilustra una relación inversa entre los niveles de estrés y el cumplimiento de una dieta saludable y antiinflamatoria. A medida que aumenta el estrés, los hábitos alimenticios saludables tienden a disminuir, lo que podría exacerbar la inflamación y los síntomas reumáticos. Esto destaca la importancia de las técnicas de manejo del estrés junto con los cambios en la dieta para controlar las afecciones reumáticas.

Consejos concretos

- Empaque una pequeña caja con su aceite de especias favorito para las visitas al restaurante y realce su plato con él.
- Intercambie el habitual panecillo en la panadería por una rebanada de pan integral con aguacate.
- Aproveche los tiempos de espera para comprar alimentos frescos en el supermercado para una cena rápida.
- Quédese con amigos para cocinar juntos en lugar de salir a comer. Aprenderá nuevas recetas y controlará los ingredientes.
- Recree su plato favorito en una versión más saludable. Por ejemplo, reemplace la crema por leche de coco.
- Congele las sobras del almuerzo en porciones. Así siempre tendrá una comida saludable lista cuando necesite rapidez.
- Tómese su tiempo en la sección de verduras durante su próxima compra. Descubra variedades desconocidas y déjese inspirar para nuevas recetas.
- Visite el mercado semanal y compre verduras locales y de temporada. Déjese seducir por la oferta para preparar platos saludables y espontáneos.
- Haga que su carrito de compras sea colorido. Cuantas más colores haya en el carrito, más variada será la ingesta de nutrientes.
- Coloque una lista de snacks saludables en un lugar visible de su cocina. Así, cuando tenga antojos, automáticamente optará por la opción correcta.
- Prepare el domingo por la noche una gran porción de aderezo para ensaladas para la semana. Así ahorrará tiempo y siempre tendrá una base saludable para sus ensaladas.

Revisión - 3. Cambio práctico de la dieta

Un cambio en la alimentación en enfermedades reumáticas puede tener un impacto positivo en su bienestar. El camino hacia ello puede parecer inicialmente desafiante, pero con un enfoque estructurado y la actitud correcta, puede optimizar su dieta paso a paso y beneficiarse a largo plazo de los efectos positivos. Comience con un análisis exhaustivo de sus hábitos alimenticios actuales. Lleve un registro de su alimentación, en el que no solo documente los alimentos y bebidas consumidos, sino también los métodos de preparación, las cantidades, los momentos del día y los síntomas acompañantes. Complementelo con un diario de síntomas para identificar posibles relaciones entre su dieta y sus molestias. Este inventario detallado constituye la base para su cambio dietético individual.

Basado en su análisis, ahora puede crear un plan semanal realista. Tenga en cuenta sus preferencias personales, intolerancias y el conocimiento actual sobre la alimentación antiinflamatoria. Por ejemplo, puede orientarse hacia la dieta mediterránea, que es rica en frutas, verduras, productos integrales, legumbres, nueces, aceite de oliva y pescado. Al mismo tiempo, reduzca el consumo de alimentos procesados, bebidas azucaradas y alimentos con alto contenido de sal. Una lista de compras bien estructurada, basada en su plan semanal, le ayudará a adquirir los alimentos necesarios de manera específica y a evitar compras impulsivas poco saludables. Organice su despensa de manera que siempre tenga a mano los ingredientes adecuados, especialmente alimentos de rápida preparación para los días con mayores molestias.

El cambio en la alimentación no se limita solo a su hogar. También en la comida fuera de casa puede mantener en mente sus objetivos alimentarios. Planifique con anticipación qué platos elegirá o lleve consigo comidas preparadas por usted mismo. En situaciones sociales, puede ser útil hablar abiertamente con amigos y familiares sobre su cambio en la alimentación para obtener comprensión y apoyo. También el intercambio con otros afectados en grupos de autoayuda o foros en línea puede ofrecerle valiosos consejos y motivación.

Recuerde que el estrés puede tener un impacto negativo en las enfermedades reumáticas. Por lo tanto, integre estrategias efectivas de manejo del estrés en su vida diaria. Dormir lo suficiente, hacer ejercicio regularmente, practicar técnicas de relajación como yoga o meditación y contar con una sólida red social pueden ayudarle a reducir el estrés y aumentar su bienestar. Sea paciente consigo mismo y celebre sus éxitos. Un cambio en la alimentación es un proceso que requiere tiempo y perseverancia. Concéntrese en sus progresos y ajuste su plan según sea necesario. Con cada paso que dé hacia una alimentación más saludable, estará invirtiendo en su salud y bienestar.

4. Nutrición para enfermedades autoinmunes

¿Alguna vez se ha preguntado por qué algunos alimentos empeoran sus dolores articulares, mientras que otros proporcionan alivio? La relación entre la alimentación y las enfermedades autoinmunes es más compleja de lo que se había pensado durante mucho tiempo, pero la investigación está proporcionando cada vez más respuestas claras. Nuestro sistema inmunológico reacciona de inmediato a lo que llega a nuestros platos a diario. Con el conocimiento adecuado, se puede ajustar la dieta de manera específica para reducir la inflamación y apoyar el sistema inmunológico. En este capítulo, aprenderá cómo optimizar su alimentación paso a paso, para mejorar su calidad de vida a pesar de las molestias reumáticas.

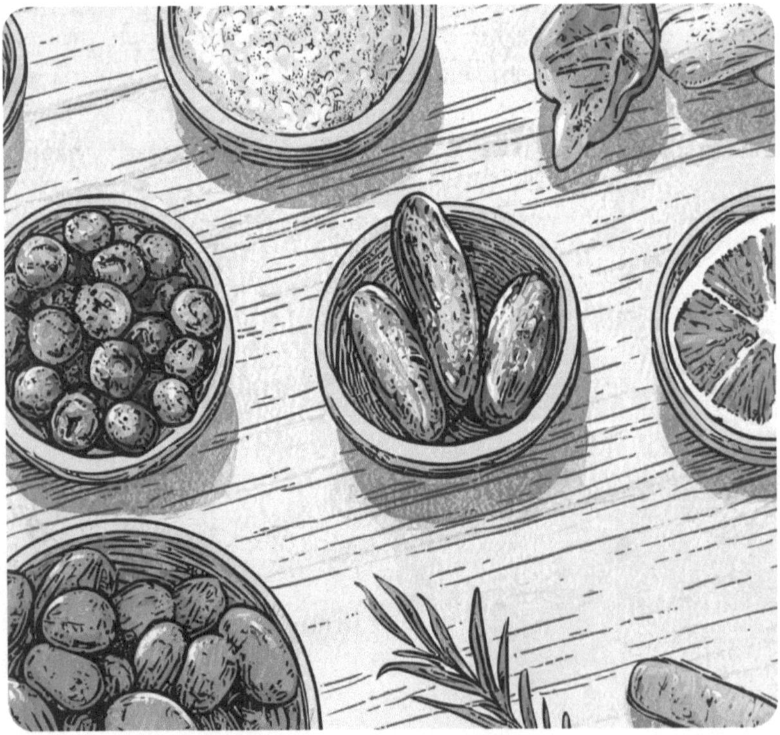

4. 1 Alimentos que fortalecen el sistema inmunitario

En las enfermedades reumáticas, el sistema inmunológico desempeña un papel crucial. Una alimentación adecuada puede apoyarlo y, de este modo, influir en las inflamaciones y molestias. Este apartado examina la relación entre la alimentación y el sistema inmunológico en el contexto de las enfermedades autoinmunes y muestra cómo ciertos alimentos pueden fortalecer la salud intestinal y las defensas del cuerpo. Descubra el potencial de una alimentación que refuerza el sistema inmunológico y aprenda cómo puede influir positivamente en su calidad de vida.

Una combinación específica de alimentos probióticos, fibras prebióticas y una dieta rica en antioxidantes puede promover la salud intestinal, fortalecer el sistema inmunológico y así reducir la inflamación en enfermedades reumáticas.

Alimentos probióticos

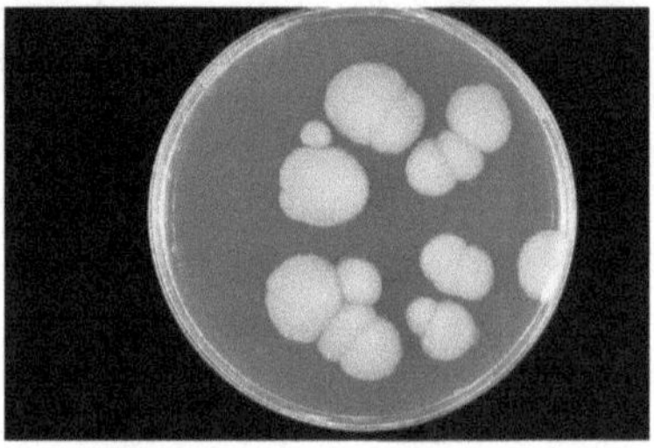

flora intestinal [i45]

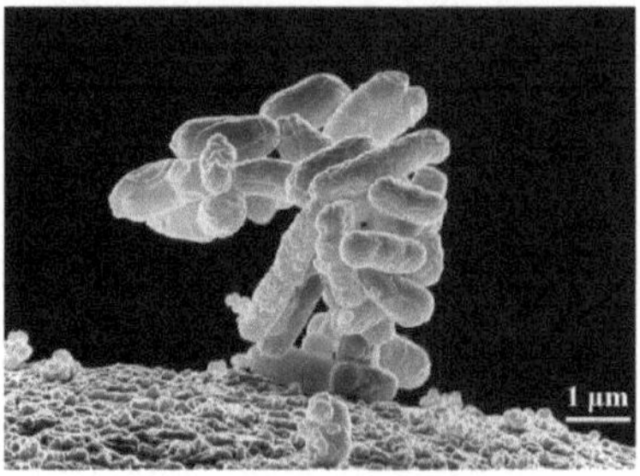

Microorganismos [i46]

Los alimentos probióticos contienen microorganismos vivos que, cuando se consumen en cantidades suficientes, pueden influir positivamente en la flora intestinal [s81]. Para las personas con enfermedades reumáticas, esto es especialmente relevante, ya que una flora intestinal alterada (dysbiose) puede estar relacionada con procesos inflamatorios [s82]. Los probiotika pueden actuar modulando la respuesta inmunitaria, mejorando la función de la barrera intestinal y produciendo ácidos grasos de cadena corta con propiedades antiinflamatorias [s81]. De este modo, pueden aumentar la producción de zytokine antiinflamatorias y, al mismo tiempo, reducir la producción de citocinas proinflamatorias [s81]. Estudios muestran que ciertas cepas de probióticos pueden aliviar los síntomas de la artritis reumatoide y reducir marcadores inflamatorios como la proteína C-reactiva de alta sensibilidad (hscrp) en la sangre [s83]. Se ha observado una disminución de hs-CRP y del número de articulaciones dolorosas e hinchadas [s84] [s83]. Los alimentos probióticos incluyen productos fermentados como yogur, kéfir, chucrut y kimchi. Un yogur con cultivos bacterianos vivos puede contribuir a una dieta equilibrada cuando se consume con un muesli rico en fibra [s85] [s82]. Aunque los resultados son prometedores, los efectos clínicos de los probióticos en la artritis reumatoide aún no están claros y requieren más investigaciones [s83]. La eficacia también puede depender de la cepa bacteriana específica, lo que podría explicar los resultados controvertidos de estudios anteriores [s85].

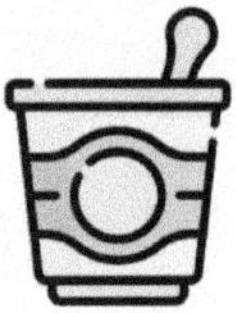

Efectos de los Alimentos Probióticos

Eficacia de los Probióticos en la Inflamación

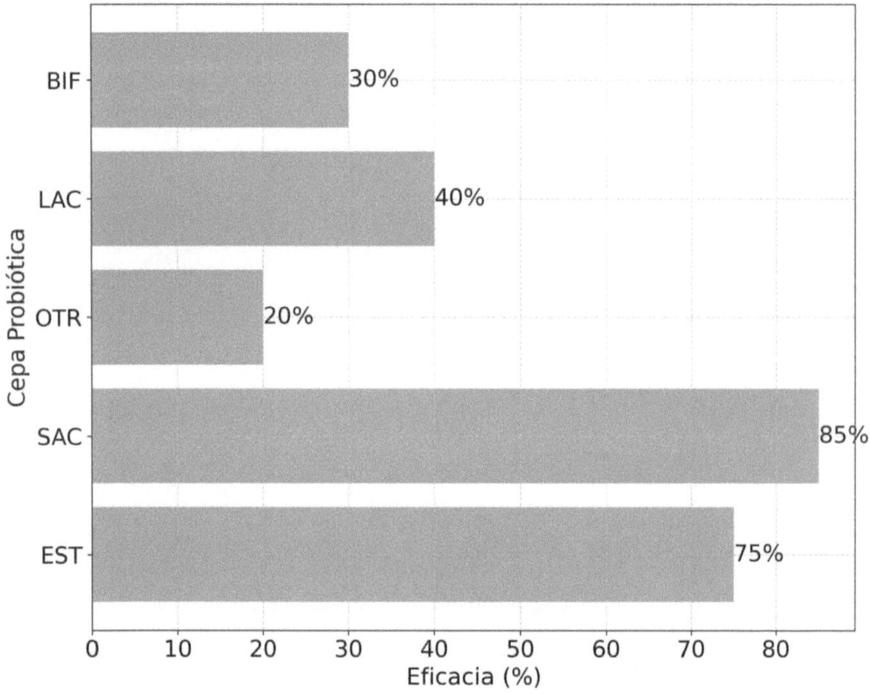

BIF: Bifidobacterium

LAC: Lactobacillus

SAC: Saccharomyces

EST: Estreptococo

OTR: Otras Cepas

Las cepas de Lactobacillus y Bifidobacterium muestran los efectos antiinflamatorios más prometedores, potencialmente beneficiosos para el manejo de afecciones reumáticas. Si bien otras cepas también demuestran cierto impacto, su eficacia parece menor en comparación con las dos principales.

Fibra prebiótica

Las fibras prebióticas, componentes alimenticios no digeribles, sirven como alimento para las bacterias beneficiosas en el intestino, promoviendo así su crecimiento y actividad [s86]. Esta influencia positiva en la flora intestinal, también conocida como Eubiosis, puede tener un efecto favorable en el sistema inmunológico. Las bacterias intestinales producen, a través de la fermentación de los prebióticos, ácidos grasos de cadena corta como butirato, acetato y propionato. El butirato sirve como fuente de energía para las células del epitelio intestinal, fortaleciendo así la función de barrera del intestino, lo que a su vez reduce la entrada de patógenos y sustancias no deseadas en la sangre. Por otro lado, el acetato y el propionato pueden llegar a otros órganos a través del torrente sanguíneo y ejercer efectos antiinflamatorios. Así, las fibras prebióticas contribuyen indirectamente a la regulación del sistema inmunológico. Se encuentran en diversos alimentos como el topinambur, la achicoria, las cebollas, el ajo y el puerro. Una ensalada con achicoria y cebollas, combinada con una vinagreta de aceite de oliva y vinagre de manzana, puede ser una forma sabrosa de aumentar la ingesta diaria de prebióticos. También ciertos hongos contienen componentes prebióticos y sustancias bioactivas que pueden modular la función inmunológica [s86]. A través de la selección específica de alimentos prebióticos, se puede influir

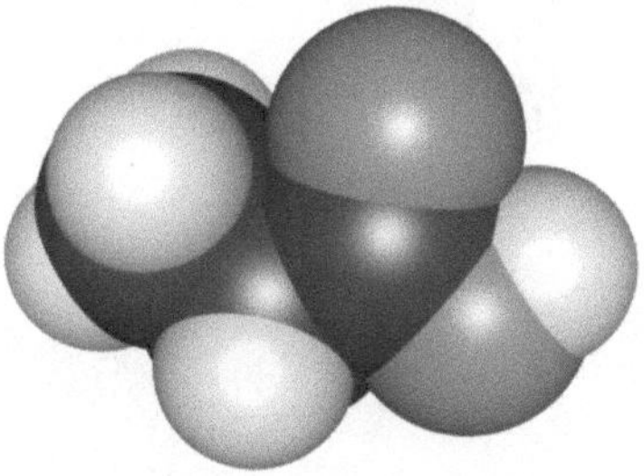

Propionato [i47]

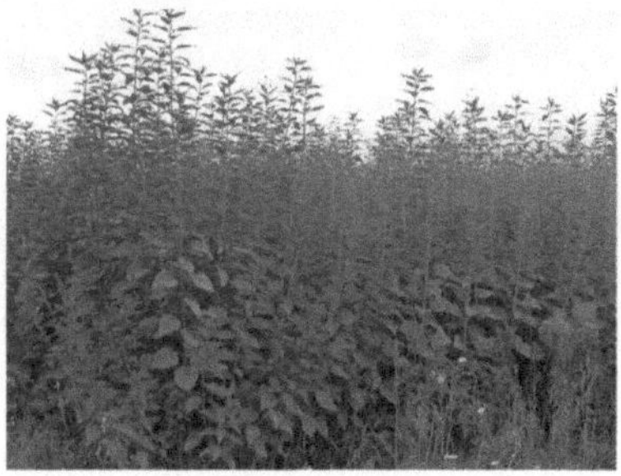

topinambur [i48]

positivamente en la salud intestinal y, por ende, en el sistema inmunológico.

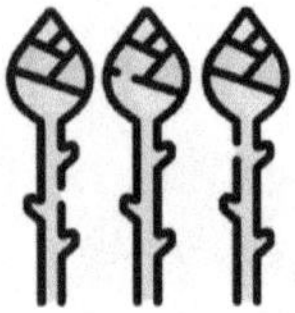

Bueno saber

Eubiosis

La eubiosis se refiere a un estado de equilibrio de la flora intestinal, donde predominan las bacterias beneficiosas. Un equilibrio eubiótico es importante para un sistema inmunológico funcional y puede ayudar a reducir los procesos inflamatorios en el cuerpo que juegan un papel en las enfermedades reumáticas.

Fermentación

La fermentación es un proceso metabólico en el que microorganismos, como las bacterias intestinales, descomponen sustancias orgánicas, en este caso, prebióticos. Se producen ácidos grasos de cadena corta que pueden tener efectos positivos en la salud intestinal y el sistema inmunológico, siendo relevantes en enfermedades reumáticas.

Sustancias bioactivas

Las sustancias bioactivas son nutrientes especiales que pueden tener efectos positivos en la salud más allá de su función nutricional normal. En el contexto de enfermedades reumáticas, pueden, por ejemplo, tener efectos antiinflamatorios o modular el sistema inmunológico.

Contenido de fibra prebiótica de alimentos seleccionados

Fibra para la salud intestinal

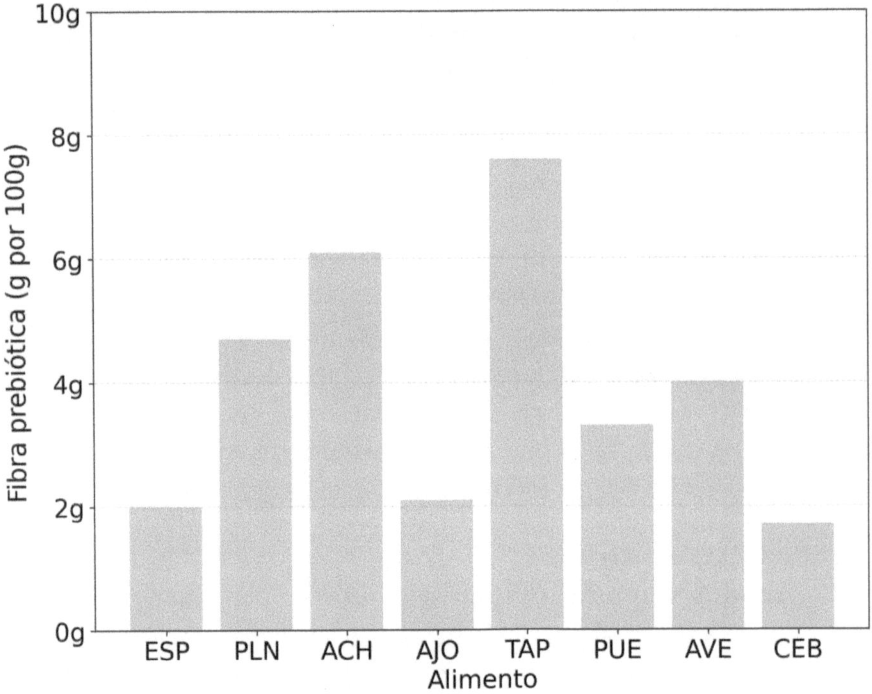

ACH: Raíz de achicoria

AVE: Avena (en copos)

ESP: Espárragos

PUE: Puerro

AJO: Ajo

CEB: Cebolla

PLN: Plátano (verde)

TAP: Topinambur

Este gráfico destaca la variación significativa en el contenido de fibra prebiótica entre los alimentos comunes. Alimentos como el topinambur, el ajo y la cebolla son fuentes particularmente ricas, lo que sugiere sus beneficios potenciales para la salud intestinal y, por extensión, para controlar la inflamación asociada con afecciones reumáticas. La incorporación de estas opciones ricas en fibra en una dieta equilibrada puede contribuir a un microbioma intestinal más saludable.

Dieta rica en antioxidantes

Los antioxidantes juegan un papel importante en la lucha contra el oxidativem_stress, un desequilibrio que puede llevar a un aumento de la inflamación y daño tisular en enfermedades reumáticas [s87]. Una dieta rica en estos compuestos protectores puede ayudar a equilibrar este desequilibrio y apoyar las defensas del cuerpo. Varias vitaminas, como la C y la E, así como minerales como el selenio y el zinc, actúan como antioxidantes y protegen las células del daño causado por los radicales libres [s88]. Estos se generan en el marco de los procesos metabólicos, pero también por influencias externas como el tabaquismo o la radiación UV. Las frutas y verduras son especialmente ricas en estos micronutrientes. Por ejemplo, las bayas, los cítricos y las verduras de hoja verde oscura aportan altas cantidades de vitamina C, mientras que los frutos secos y las semillas son buenas fuentes de vitamina E. Además de las vitaminas y minerales, también los compuestos vegetales secundarios, como los carotenoides y los polifenoles, contribuyen a la protección antioxidante [s89]. Los carotenoides dan a muchas frutas y verduras sus colores brillantes, desde la zanahoria naranja hasta el tomate rojo. Los polifenoles se encuentran en una variedad de alimentos vegetales, incluyendo frutas, verduras, granos enteros, legumbres, frutos secos y semillas [s90]. No solo promueven la salud del microbioma intestinal, sino que también tienen efectos antiinflamatorios. Una dieta rica en polifenoles apoya el crecimiento de bacterias beneficiosas en el intestino y puede influir positivamente en la salud intestinal [s90]. Una ensalada colorida con diferentes tipos de verduras, nueces y semillas, aderezada con una vinagreta de aceite de oliva y limón, puede ser una forma sabrosa de aumentar la ingesta diaria de antioxidantes y al mismo tiempo apoyar la flora intestinal. La suplementación con antioxidantes puede aumentar la capacidad antioxidante del cuerpo y reducir los marcadores de estrés oxidativo [s91]. Esto puede contribuir

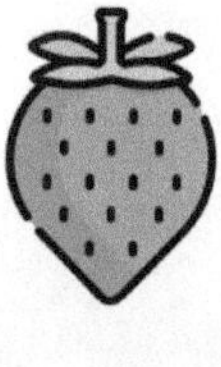

a una mejora en los resultados clínicos en pacientes con artritis reumatoide [s91]. Sin embargo, la ingesta de suplementos siempre debe ser discutida con un médico para excluir posibles interacciones con medicamentos o efectos secundarios no deseados. Una dieta equilibrada y variada, rica en frutas, verduras, granos enteros, nueces y semillas, proporciona la mejor base para una óptima ingesta de antioxidantes. A través de la selección específica de alimentos ricos en antioxidantes, se puede reducir el estrés oxidativo y, por lo tanto, contrarrestar la inflamación, lo que puede tener un efecto positivo en el curso de la enfermedad [s87]. Por lo tanto, un cambio hacia una dieta rica en antioxidantes puede ser un paso importante para mejorar la calidad de vida en enfermedades reumáticas.

Bueno saber

Compuestos vegetales secundarios

Los compuestos vegetales secundarios, como los carotenoides y los polifenoles, se encuentran en alimentos vegetales y tienen propiedades antioxidantes y antiinflamatorias. Pueden apoyar el sistema inmunológico y proteger al cuerpo de daños causados por radicales libres.

Micronutrientes

Los micronutrientes como las vitaminas y los minerales son esenciales para el cuerpo y juegan un papel importante en el sistema inmunológico. Participan en muchos procesos metabólicos y contribuyen a la defensa contra enfermedades. Una ingesta adecuada de micronutrientes es especialmente importante en enfermedades reumáticas.

Suplementación

La suplementación se refiere a la ingesta de suplementos dietéticos para aumentar la ingesta de ciertos nutrientes. En enfermedades reumáticas, la suplementación con antioxidantes puede ser útil, en consulta con un médico, para compensar deficiencias y aumentar la capacidad antioxidante.

Alimentos Ricos en Antioxidantes para Afecciones Reumáticas

Contenido antioxidante y biodisponibilidad de alimentos beneficiosos para afecciones reumáticas.

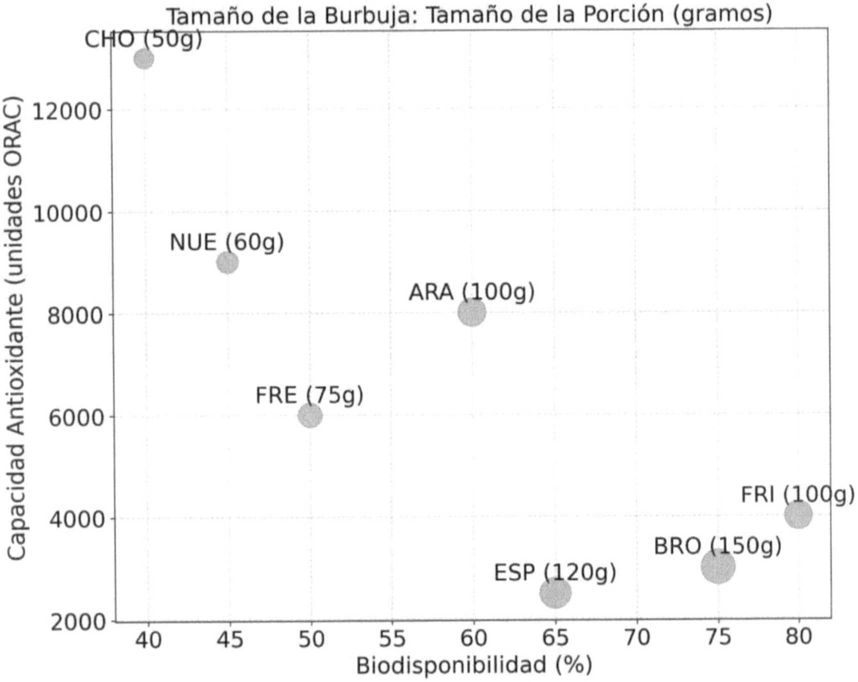

Blasengröße: Tamaño de la Porción (gramos)

ARA: Arándanos

CHO: Chocolate Negro

FRE: Fresas

NUE: Nueces

BRO: Brócoli

ESP: Espinacas

FRI: Frijoles

Las bayas y el chocolate negro exhiben una alta capacidad antioxidante, a pesar de la biodisponibilidad moderada. Las verduras crucíferas ofrecen un buen equilibrio, mientras que las legumbres proporcionan antioxidantes sustanciales con una biodisponibilidad relativamente alta. Esto sugiere priorizar una ingesta diversa para obtener el máximo beneficio.

Consejos concretos

- Desarrolle un sentido para la fermentación: experimente con la elaboración de kéfir de agua o kombucha y enriquezca así su dieta con diversas bebidas probióticas.
- Refine sus platos de verduras con kimchi casero. Varíe los ingredientes y descubra nuevos sabores.
- Integre alimentos probióticos en platos inusuales. Por ejemplo, realce sus sopas con una cucharada de pasta de miso o añada kéfir a su batido.
- Apueste por la diversidad de la fermentación: combine diferentes alimentos fermentados en una comida para aumentar la variedad de bacterias beneficiosas.
- Cree un "calendario de fermentación". Planifique qué alimentos probióticos desea preparar y consumir en cada semana.
- Seque verduras fermentadas para conservarlas por más tiempo y utilizarlas como un crujiente topping para ensaladas o sopas.
- Tueste verduras de raíz como chirivías o zanahorias y realcé su sabor antes de servirlas con un poco de vinagre de manzana. Esto apoya la salud intestinal y aporta un toque especial a los platos.
- Prepare un chutney probiótico de jengibre fermentado y frutas. Combina perfectamente con aves o pescado.
- Amplíe su desayuno: mezcle yogur natural con manzanas ralladas, nueces y una cucharada de chucrut casero.
- Prepare un batido verde con espinacas, plátano y un chorrito de jugo de verduras fermentado. Esto le proporcionará nutrientes valiosos y apoyará su flora intestinal.

4. 2 Estrategias de eliminación

Las estrategias de eliminación ayudan a identificar alimentos que agravan las molestias reumáticas. La exclusión y reintroducción sistemática de alimentos revela intolerancias individuales y permite un cambio dietético específico. Esto no solo puede influir en la actividad de la enfermedad, sino también reducir la necesidad de medicamentos. Sin embargo, el proceso requiere una planificación cuidadosa y observación de las reacciones del cuerpo. No todos los alimentos afectan a cada persona de la misma manera. Las dietas de eliminación exitosas consideran las necesidades individuales y permiten una alimentación a largo plazo que sea tolerable. Descubra a continuación cómo optimizar su dieta y mejorar su calidad de vida a través de estrategias de eliminación específicas.

La reintroducción sistemática de alimentos tras una fase de eliminación es crucial para identificar los desencadenantes individuales y establecer una dieta a largo plazo, orientada a los síntomas y tolerable.

Diseño de la fase de eliminación

El diseño de la fase de eliminación en enfermedades reumáticas tiene como objetivo identificar alimentos que agravan los síntomas de la enfermedad. A través de la exclusión sistemática, se pueden revelar posibles intolerancias o alergias [s92] [s93]. Algunos pacientes informan mejoras tras renunciar a los productos lácteos, a pesar de que su beneficio para la salud es generalmente reconocido [s92]. De manera similar ocurre con el gluten: una dieta sin gluten puede ofrecer ventajas, aunque la evidencia científica no es concluyente en este caso [s92]. La eliminación debe centrarse en alimentos que actúan como antígenos y pueden desencadenar inflamaciones [s94]. Para comparar: se eliminan intencionadamente componentes que se sospecha activan el sistema inmunológico y, por lo tanto, influyen en la rheumatoide_arthritis [s93]. Sin embargo, la fase de eliminación no debe ser arbitraria. Una dieta basada en plantas puede tener efectos positivos debido a sus antioxidantes y su influencia en la flora intestinal [s92]. El ayuno puede proporcionar alivio a corto plazo, pero los efectos a largo plazo son inciertos [s92]. Es importante observar la reacción individual del cuerpo. No todos los alimentos afectan a cada paciente de la misma manera; la eliminación de ciertos grupos de alimentos no necesariamente traerá el éxito deseado para todos los afectados [s92]. Tras la fase de eliminación, sigue la reintegración gradual de los alimentos. Comience con alimentos que probablemente no provoquen reacciones e integre posteriormente alimentos potencialmente problemáticos [s94]. Este proceso permite la identificación específica de desencadenantes y el desarrollo de una dieta individual y sostenible a largo plazo [s94]. La eliminación constante de alimentos que fomentan la inflamación puede ayudar a reducir la actividad de la enfermedad y posiblemente disminuir la necesidad de ciertos medicamentos [s94] [s93].

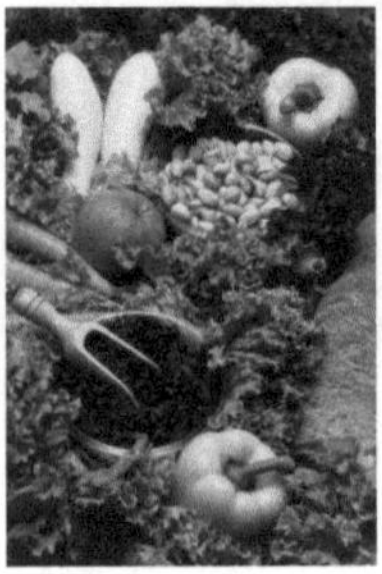

Dieta vegetal [i49]

Bueno saber

Antioxidantes

Sustancias que protegen las células del estrés oxidativo al neutralizar los radicales libres. El estrés oxidativo se asocia con procesos inflamatorios que juegan un papel en las enfermedades reumáticas. Los alimentos ricos en antioxidantes pueden ayudar a reducir estos procesos.

Dieta basada en plantas

Un estilo de alimentación que se basa principalmente en alimentos de origen vegetal como frutas, verduras, legumbres, granos enteros y nueces. En el contexto de enfermedades reumáticas, una dieta basada en plantas puede tener efectos antiinflamatorios debido a su alto contenido de antioxidantes y fibra, y puede influir positivamente en la salud intestinal.

Flora intestinal

El conjunto de microorganismos que habitan en el intestino. Una flora intestinal equilibrada juega un papel importante en la salud del sistema inmunológico y puede influir en los procesos inflamatorios en el cuerpo. En enfermedades reumáticas, una flora intestinal alterada (disbiosis) puede agravar los síntomas.

Nivel de inflamación durante la dieta de eliminación

Nivel de inflamación hipotético durante una dieta de eliminación.

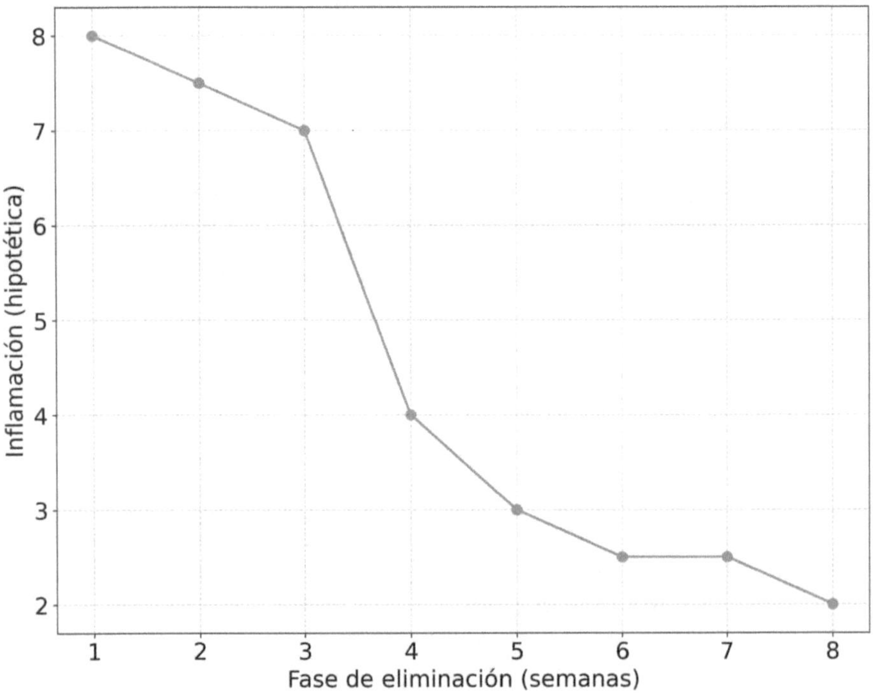

El gráfico muestra una tendencia general a la baja en los niveles de inflamación a medida que se eliminan los alimentos potencialmente inflamatorios. La meseta inicial sugiere un período en el que se observa el impacto de eliminar el primer grupo de alimentos. La caída más pronunciada indica una posible identificación de un grupo de alimentos desencadenantes importante. La meseta final sugiere que la mayoría de los alimentos desencadenantes se han identificado y eliminado de la dieta, lo que lleva a un nivel de inflamación más estable y bajo. Las respuestas individuales pueden variar.

Encontrar productos sustitutivos

Encontrar productos sustitutivos adecuados durante una dieta de eliminación en enfermedades reumáticas requiere una planificación cuidadosa y una adaptación de la dieta habitual. El objetivo es reemplazar los alimentos que se sospecha que fomentan la inflamación o agravan las molestias por alternativas equivalentes, sin arriesgar deficiencias nutricionales. [s95] Un enfoque se centra en el intercambio de ingredientes que a menudo provocan alergias o intolerancias. Por ejemplo, los productos de cereales convencionales pueden ser reemplazados por variantes sin gluten. Entre ellos, el arroz, el maíz, quinoa o el mijo son opciones adecuadas como base para pan, pasta y repostería. [s95] La leche de vaca también puede ser sustituida por alternativas vegetales como la leche de soja, almendra o avena, prestando atención al contenido nutricional y posibles aditivos. Al seleccionar productos sustitutivos, es recomendable revisar cuidadosamente la lista de ingredientes. A menudo, en los productos procesados se utilizan aditivos, azúcares o grasas poco saludables que pueden disminuir el beneficio para la salud. [s95] Reemplazar alimentos altamente procesados por productos frescos y naturales no solo puede ayudar al

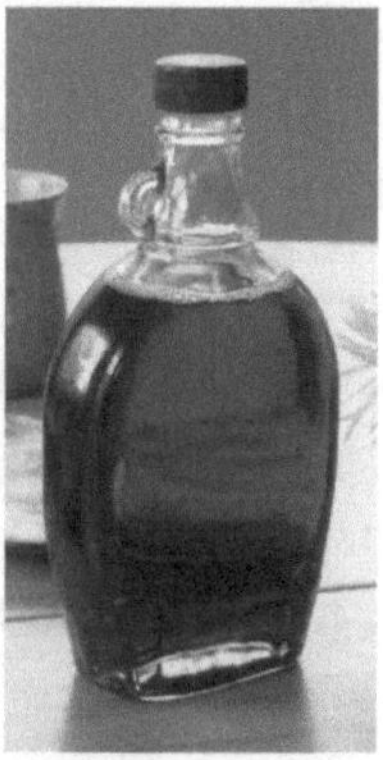

Jarabe de arce [i50]

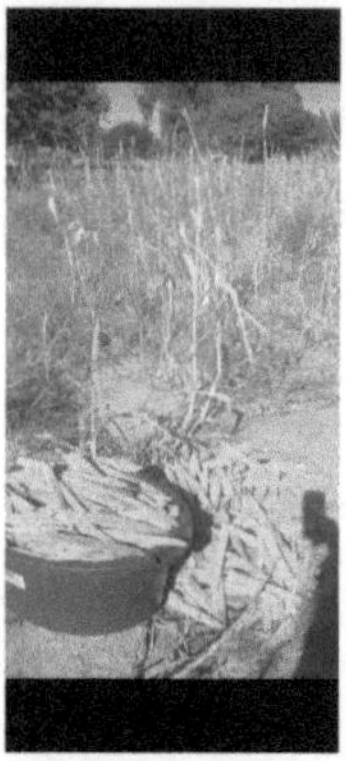

Mijo [i51]

control de los síntomas en enfermedades reumáticas, sino también promover la salud general. Otro aspecto se refiere a la dulzura. En

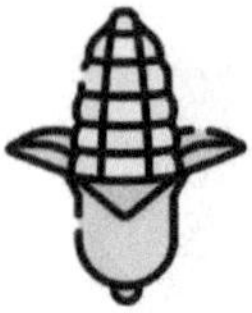

lugar de azúcar refinado, se pueden utilizar edulcorantes naturales como miel, jarabe de arce o stevia para satisfacer la necesidad de dulces y al mismo tiempo reducir el consumo de azúcar industrial. También en productos de panadería se pueden sustituir ingredientes poco saludables por alternativas más saludables. Por ejemplo, las fibras de diversas fuentes como frutas, verduras o productos integrales pueden mejorar las propiedades nutricionales de los productos de panadería y al mismo tiempo influir en la textura y el sabor. [s95] A través del intercambio consciente de alimentos e ingredientes, se puede personalizar una dieta de eliminación e integrarla a largo plazo en la vida cotidiana.

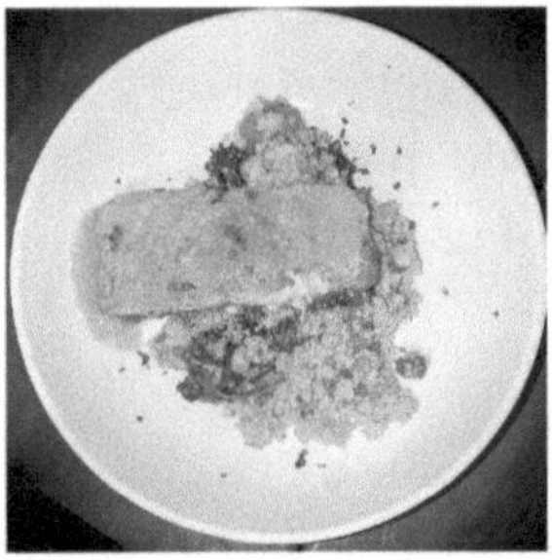

Quinoa [i52]

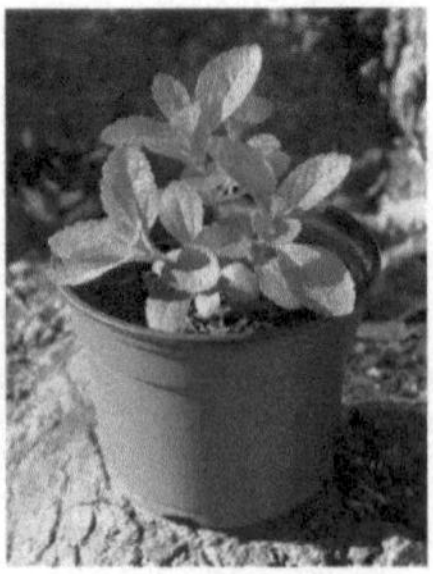

Stevia [i53]

Bueno saber

Quinoa

Un pseudocereal sin gluten, rico en proteínas y varios nutrientes, que puede servir como alternativa a los productos de cereales convencionales durante una dieta de eliminación. Puede ayudar a proporcionar al cuerpo nutrientes importantes mientras se evitan alimentos potencialmente problemáticos.

Gluten

Una mezcla de proteínas que se encuentra en muchos tipos de cereales y que puede causar molestias en algunas personas con enfermedades reumáticas. En el marco de una dieta de eliminación, el gluten a menudo se omite durante un tiempo para observar sus efectos sobre los síntomas.

Stevia

Un edulcorante natural que se obtiene de la planta de stevia. La stevia no contiene calorías y no afecta los niveles de azúcar en sangre, lo que la convierte en una alternativa adecuada al azúcar refinado para personas con enfermedades reumáticas, especialmente si deben cuidar su peso o padecen diabetes.

Alternativas a la dieta de eliminación

Proporción de reemplazos comunes de alimentos antiinflamatorios.

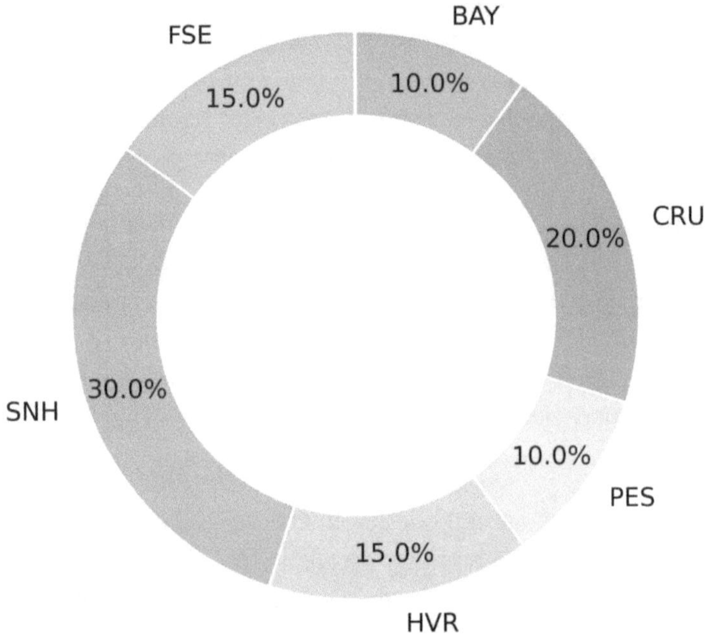

BAY: Bayas

CRU: Vegetales crucíferos

FSE: Frutos secos y semillas

HVR: Hojas verdes

PES: Pescado graso

SNH: Solanáceas (a reemplazar)

Este gráfico visualiza las posibles sustituciones dentro de una dieta de eliminación para enfermedades reumáticas. Si bien las verduras solanáceas representan una porción significativa que necesita ser reemplazada, es importante considerar la variedad de alternativas disponibles en todos los grupos de alimentos para garantizar una dieta equilibrada y nutritiva. Esto enfatiza la necesidad de sustituciones diversas en lugar de depender demasiado de una sola alternativa.

Planificar la reintroducción

Después de la fase de eliminación, en la que se identificaron alimentos potencialmente problemáticos, comienza la reintroducción gradual. Este enfoque sistemático permite reconocer los triggers individuales para las molestias reumáticas y desarrollar una dieta tolerable a largo plazo [s96] [s97]. Un plan estructurado es útil en este proceso. Los alimentos pueden clasificarse en grupos según la supuesta tolerancia [s97]. Comience con alimentos que más le gusten o que no se espera que causen reacciones [s97]. Luego, integre gradualmente alimentos con mayor potencial de riesgo, como aquellos que causaron molestias durante la fase de eliminación [s96]. Es recomendable dejar un intervalo de tiempo entre las reintroducciones, aproximadamente dos semanas, para poder atribuir claramente cualquier reacción a un alimento específico [s98]. Si después de consumir un alimento se presentan síntomas intensificados dentro de un plazo de dos a 48 horas, este debe ser eliminado del menú durante al menos siete días [s96]. La duración de esta fase de prueba es individual y depende del progreso personal y la mejora de los síntomas [s99]. Aunque la reintroducción puede ser un proceso que consume tiempo, a largo plazo conduce a resultados positivos y a un cambio sostenible en la dieta, basado en las necesidades personales [s97]. Los hallazgos de la fase de reintroducción forman la base para una dieta orientada a los síntomas y pueden contribuir a una mejora notable en la calidad de vida. Por ejemplo, la experiencia de que los productos lácteos, tras su reintroducción, agravan los síntomas puede consolidar la decisión de seguir una dieta baja en productos lácteos o libre de productos lácteos a largo plazo [s98]. Este enfoque permite una adaptación individual de la dieta y, por lo tanto, promueve el bienestar personal.

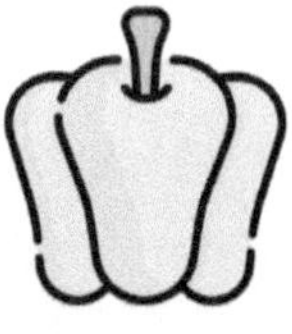

Bueno saber

Dieta orientada a los síntomas

Una forma de alimentación adaptada a las reacciones individuales del cuerpo a ciertos alimentos. El objetivo es aliviar los síntomas de la enfermedad reumática mediante la eliminación de alimentos desencadenantes.

Dieta libre de productos lácteos

La completa abstinencia de productos lácteos. Esta forma de alimentación es especialmente adecuada para personas con intolerancia a la lactosa o alergia a las proteínas de la leche, que pueden estar relacionadas con molestias reumáticas.

Triggers

Alimentos u otros factores que pueden desencadenar o agravar las molestias reumáticas, se identifican y evitan en el marco de la dieta de eliminación para reducir las reacciones inflamatorias en el cuerpo.

Fases de Reintroducción de Alimentos

Distribución proporcional del tiempo empleado en cada fase de reintroducción.

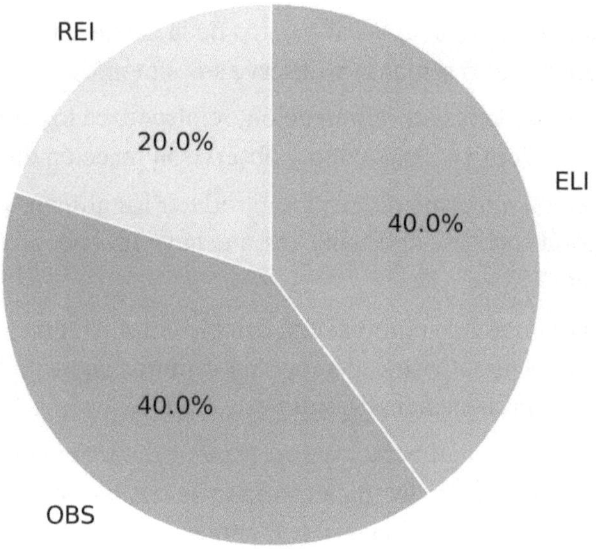

- ELI: Fase de Eliminación (4-6 semanas)
- OBS: Fase de Observación (2-3 días/alimento)
- REI: Fase de Reintroducción (Gradual)

La mayor parte del tiempo se dedica a la fase de observación después de la reintroducción, lo que enfatiza la importancia de monitorear la respuesta del cuerpo a los alimentos reintroducidos. La fase de eliminación inicial también es sustancial, lo que destaca el compromiso requerido para identificar los alimentos desencadenantes. La reintroducción gradual en sí misma toma un tiempo comparativamente más corto, lo que sugiere un proceso cuidadoso y gradual.

Consejos concretos

- Refine su estrategia de eliminación llevando un diario de alimentos y anotando cuándo y con qué intensidad aparecen sus síntomas.
- Cree una "lista de sospechosos" personal de alimentos, clasificándolos en tres categorías según sus observaciones: "inocuo", "cuestionable" y "crítico".
- Elimine primero solo los alimentos de la categoría "crítico" durante al menos cuatro semanas y observe sus síntomas.
- Después de la fase de eliminación, reintroduzca los alimentos de la categoría "crítico" uno a uno y observe su reacción durante dos días.
- Siga el mismo principio para reintroducir los alimentos de la categoría "cuestionable" una vez que haya probado los alimentos "críticos".
- Durante la fase de eliminación, cambie conscientemente sus métodos de preparación. Cocine al vapor las verduras en lugar de freírlas para probar la influencia de los sabores tostados.
- Concéntrese en alimentos no procesados durante la fase de eliminación. Así reducirá la cantidad de posibles desencadenantes y reconocerá las reacciones más fácilmente.
- Utilice la fase de eliminación para recalibrar sus papilas gustativas. Evite los alimentos muy sazonados para volver a percibir las sutiles matices de los sabores naturales.
- Integre conscientemente alimentos con diferentes texturas durante la eliminación para observar la influencia de la consistencia de los alimentos en sus síntomas.

4. 3 Suplementos nutricionales

Una alimentación adecuada para enfermedades autoinmunes en enfermedades reumáticas a menudo requiere una suplementación específica de nutrientes. La suplementación óptima considera factores individuales como la enfermedad, la medicación y los hábitos alimenticios. Las recomendaciones generales no son efectivas, ya que tanto los beneficios como los riesgos de los suplementos nutricionales varían. Además de la selección de los nutrientes correctos, la biodisponibilidad, es decir, la absorción y utilización en el cuerpo, juega un papel crucial. Varios factores, como el tipo de procesamiento de los alimentos y la combinación de nutrientes, influyen en esto. Descubra en este capítulo cómo optimizar el suministro de nutrientes en enfermedades reumáticas y qué suplementos pueden ser útiles en su situación individual.

Una terapia nutricional específica en enfermedades reumáticas requiere la consideración individual de la enfermedad, el curso de la enfermedad, la medicación, los hábitos alimentarios, las intolerancias alimentarias y la biodisponibilidad de los nutrientes.

Determinación de las necesidades

La determinación de las necesidades de suplementos nutricionales para enfermedades reumáticas requiere un enfoque diferenciado que va más allá de las recomendaciones generales. La suplementación general no es efectiva. En su lugar, debe primar la situación individual del paciente. Esto incluye considerar la enfermedad específica, el curso actual de la enfermedad, la medicación existente y los hábitos alimenticios [s100]. Por ejemplo, en pacientes que toman glucocorticoides, puede ser necesario optimizar la ingesta de calcio y vitamina D para prevenir daños óseos [s101]. Se recomienda una ingesta diaria de 1000–1200 mg de calcio y 600–800 UI de vitamina D [s101]. También se debe ajustar la ingesta de proteínas: 1,0–1,5 g por kg de peso corporal al día para pacientes sin enfermedad renal crónica, 0,6 g por kg de peso corporal en enfermedad renal crónica en estadio 3–5 [s101]. Además de la medicación, las formas de alimentación también influyen en las necesidades. El ayuno o una dieta vegana pueden afectar los síntomas de la artritis reumatoide [s100]. Lo mismo se aplica a la dieta mediterránea, rica en ácidos grasos insaturados y antioxidantes [s100]. También se discute el papel de los probióticos y los simbióticos en la artritis reumatoide [s100]. En enfermedades reumáticas inflamatorias, una suplementación con ácidos grasos omega-3 de fuentes animales, en una dosis de más de 2 g diarios, puede influir positivamente en la actividad de la enfermedad [s102]. Sin embargo, se espera una mejora solo después de al menos tres meses [s102]. Dosis altas (> 2 g/día) muestran mejoras en varios parámetros de la enfermedad, mientras que dosis bajas (< 2 g/día) reducen principalmente los valores de PCR [s102]. Además de estos aspectos, es importante identificar posibles intolerancias alimentarias y su influencia en los síntomas de la enfermedad [s100]. Una reducción de alimentos ultraprocesados y una ingesta de sodio de menos de 1500 mg diarios pueden mitigar los efectos metabólicos de la terapia con glucocorticoides o reducir el riesgo de hipertensión [s101]. En última instancia, la adaptación individual de la dieta, considerando todos los factores, es crucial para una terapia nutricional exitosa [s100] [s101].

Deficiencias Nutricionales Comunes en Enfermedades Reumáticas

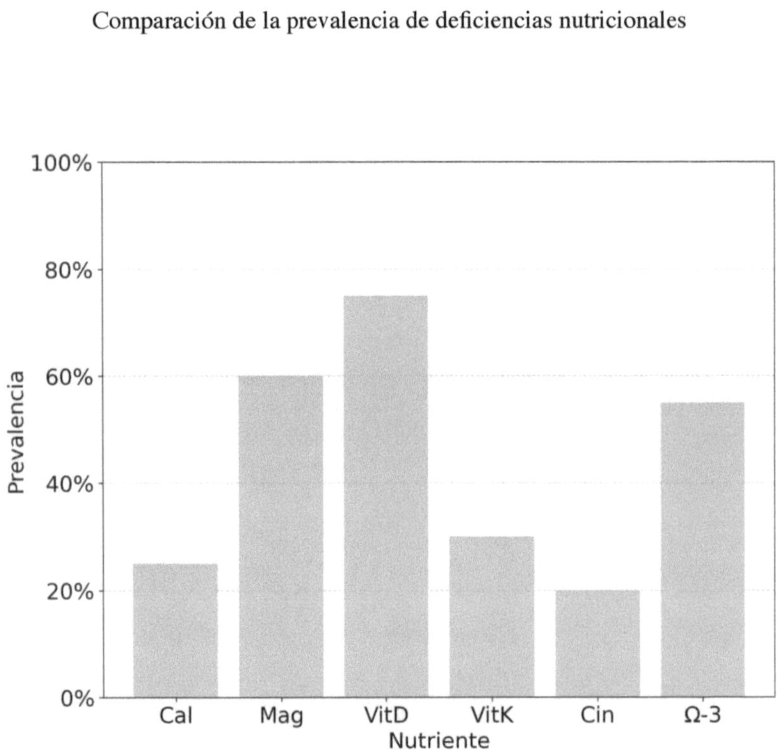

Ω-3: Omega-3

Cin: Zinc

VitD: Vitamina D

Cal: Calcio

Mag: Magnesio

VitK: Vitamina K

Esta gráfica destaca la prevalencia de varias deficiencias nutricionales clave que se observan a menudo en personas con enfermedades reumáticas. La deficiencia de vitamina D parece ser la más común, seguida de las deficiencias de magnesio y ácidos grasos omega-3. Aunque son menos frecuentes, las deficiencias de vitamina K, calcio y zinc siguen siendo notables. Estas deficiencias pueden contribuir a la inflamación y exacerbar los síntomas, lo que enfatiza la importancia de la evaluación nutricional y la suplementación adecuada en el manejo de las afecciones reumáticas.

supplementierung

La suplementación en enfermedades reumáticas debe ser específica e individualizada. Mientras que algunos nutrientes, como el calcio y la vitamina D, muestran un beneficio comprobado en la prevención de daños óseos durante la ingesta de glucocorticoides [s103], la evidencia para muchos otros suplementos es menos clara. Aunque los estudios han mostrado efectos positivos de antioxidantes y omegafettsaeuren sobre parámetros de la enfermedad, los resultados varían considerablemente y a menudo están afectados por limitaciones metodológicas [s103] [s104]. También para los suplementos vitamínicos, a excepción del ácido fólico para reducir los efectos secundarios de los medicamentos, falta una base científica robusta que justifique su uso rutinario [s105]. La ingesta de ácido fólico puede ser necesaria, por ejemplo, durante la terapia con metotrexato, para minimizar sus efectos secundarios. Aunque la combinación de cambios en la dieta y suplementos parece prometedora y se han documentado efectos positivos sobre marcadores de inflamación, los datos actuales no son suficientes para derivar recomendaciones generales para la práctica [s103] [s106]. Por lo tanto, es esencial una evaluación crítica de los resultados de los estudios y una ponderación individual de beneficios y riesgos en estrecha colaboración con el médico tratante. La suplementación por sí sola no reemplaza una terapia integral que considere, entre otros, los hábitos alimenticios, la medicación y el curso individual de la enfermedad.

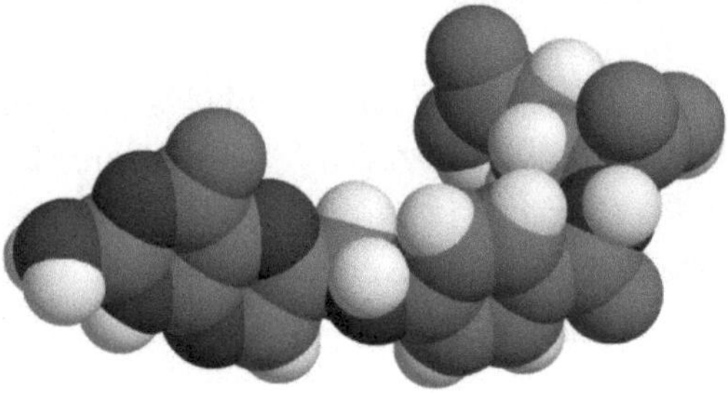

Ácido fólico [i54]

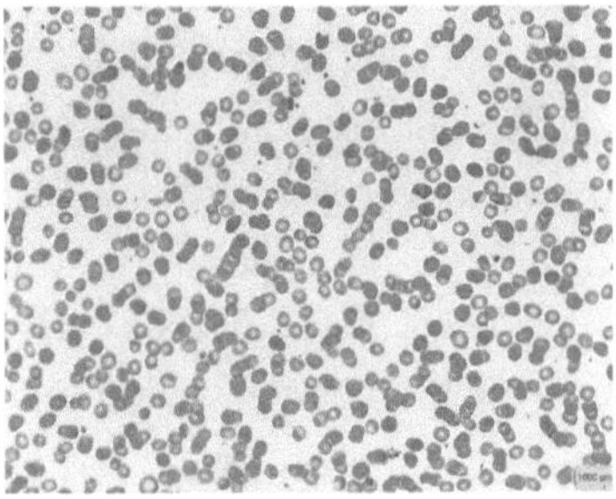

Marcadores inflamatorios [i55]

Bueno saber

Glucocorticoides

Los glucocorticoides son medicamentos que suprimen la inflamación y el sistema inmunológico. Se utilizan comúnmente en enfermedades reumáticas, pero pueden tener efectos secundarios como la pérdida ósea. Por lo tanto, es importante asegurar una ingesta adecuada de calcio y vitamina D durante su uso.

Limitaciones metodológicas

Las limitaciones metodológicas son restricciones en la realización o evaluación de estudios que pueden influir en la validez de los resultados. Ejemplos incluyen un tamaño de muestra pequeño o un grupo de control inadecuado.

Marcadores de inflamación

Los marcadores de inflamación son sustancias en la sangre que indican una inflamación en el cuerpo. Pueden ser utilizados para el diagnóstico y el seguimiento de enfermedades reumáticas.

Eficacia de los Suplementos

Eficacia de los suplementos antiinflamatorios.

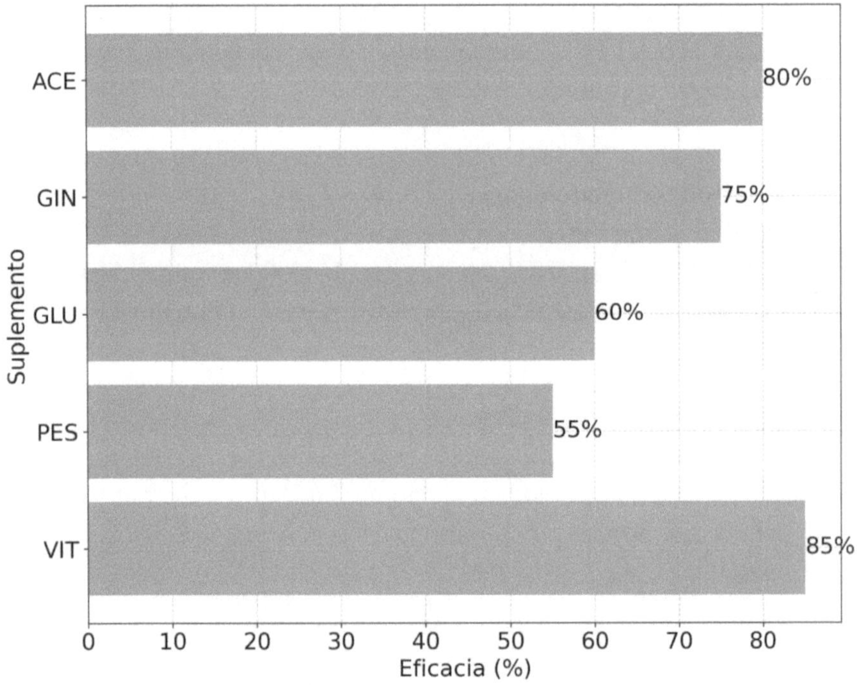

ACE: Aceite de Pescado | GIN: Jengibre
GLU: Glucosamina/Condroitina | PES: Cúrcuma
VIT: Vitamina D

El aceite de pescado, la vitamina D y la cúrcuma muestran beneficios potenciales prometedores para controlar la inflamación, mientras que la glucosamina/condroitina y el jengibre ofrecen un apoyo moderado. El gráfico enfatiza visualmente la eficacia relativa de estos suplementos para reducir la inflamación, lo que sugiere que el aceite de pescado, la vitamina D y la cúrcuma podrían priorizarse en un plan dietético antiinflamatorio.

Biodisponibilidad

La biodisponibilidad describe cuán bien el cuerpo puede absorber y utilizar los nutrientes de los alimentos o suplementos dietéticos. No solo depende de la cantidad de nutrientes consumidos, sino también de diversos factores influyentes. Por ejemplo, el tipo de procesamiento de los alimentos puede afectar la absorción de nutrientes. Los alimentos no procesados suelen tener una mayor densidad de nutrientes y, por lo tanto, una mejor biodisponibilidad que los productos altamente procesados [s107]. Además, la combinación de diferentes nutrientes puede influir en su absorción. El calcio, por ejemplo, se absorbe mejor en presencia de vitamina D [s107]. Otro factor es la forma química en la que se presenta un nutriente. El colágeno hidrolizado, que se presenta en forma de péptidos, se absorbe mejor que el colágeno nativo [s108]. Estos péptidos, como Pro-Hyp y Pro-Hyp-Gly, ingresan al torrente sanguíneo y pueden acumularse en el tejido cartilaginoso, donde pueden tener efectos positivos [s108]. La composición estandarizada de estos péptidos en hidrolizados de colágeno es crucial para su eficacia [s108]. Una alta calidad de proteína, que garantiza una buena biodisponibilidad de los aminoácidos, también es relevante, especialmente para el mantenimiento y desarrollo de la masa muscular [s107]. Para los pacientes con enfermedades reumáticas, conocer la biodisponibilidad de los nutrientes es importante para optimizar la eficacia de la ingesta de nutrientes, ya sea a través de la alimentación o la suplementación. Quienes deseen apoyar la salud de sus articulaciones deben prestar atención a la ingesta de colágeno hidrolizado, ya que este presenta una mayor biodisponibilidad.

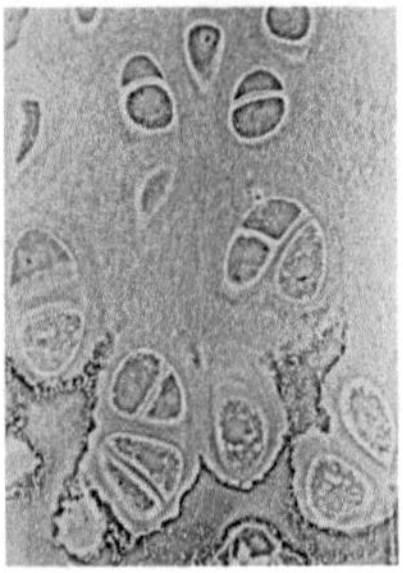

tejido cartilaginoso [i56]

Bueno saber

Hidrolizado de colágeno

El colágeno hidrolizado es una forma especial de colágeno que se absorbe mejor por el cuerpo. Puede influir positivamente en la salud de las articulaciones y, por lo tanto, se recomienda a menudo como complemento en enfermedades reumáticas.

Hidrolizado de colágeno

Los hidrolizados de colágeno contienen péptidos especiales que promueven la síntesis de colágeno en el cuerpo y pueden contribuir al mantenimiento de la función del cartílago y las articulaciones. En enfermedades reumáticas, la ingesta adicional de hidrolizados de colágeno puede apoyar la salud de las articulaciones.

Pro-Hyp-Gly

Pro-Hyp-Gly es un péptido que se encuentra en el hidrolizado de colágeno y estimula la producción de colágeno en el cuerpo. Puede contribuir a mejorar la función articular en enfermedades reumáticas.

Biodisponibilidad de nutrientes antiinflamatorios

Biodisponibilidad de suplementos antiinflamatorios comunes, en función de la dosis y la eficacia.

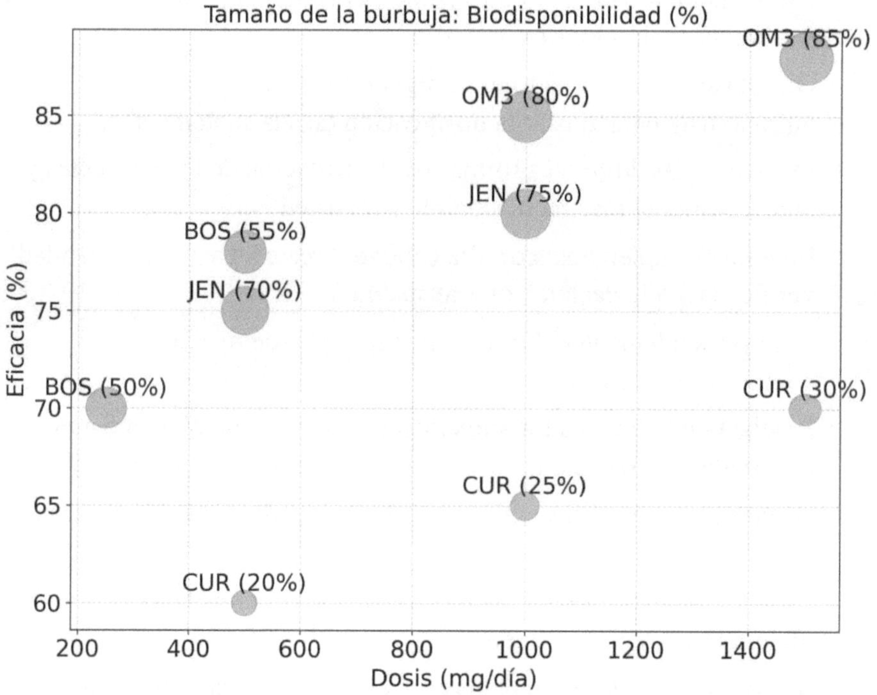

Blasengröße: Biodisponibilidad (%)

BOS: Boswellia	CUR: Curcumina
JEN: Jengibre	OM3: Omega-3

Las dosis más altas no siempre se correlacionan con una mayor eficacia. La curcumina, aunque potencialmente eficaz, muestra una menor biodisponibilidad incluso en dosis más altas. El jengibre y los omega-3 demuestran una buena biodisponibilidad y eficacia en dosis moderadas, lo que sugiere que el cuerpo los puede utilizar más fácilmente. La boswellia muestra una eficacia prometedora, pero es posible que se necesite más investigación sobre la dosificación óptima para la biodisponibilidad.

Consejos concretos

- Elabore una matriz de nutrientes personalizada. Registre semanalmente qué nutrientes obtiene a través de su dieta y cuáles a través de suplementos.
- Utilice la matriz de nutrientes para seleccionar alimentos que cierren sus lagunas nutricionales.
- Discuta su matriz de nutrientes regularmente con su médico o nutricionista para ajustar la dosificación de sus suplementos.
- Investigue las diferentes formas de presentación de los nutrientes y elija la variante más biodisponible para usted.
- Invierta en suplementos de alta calidad. Preste atención a la calidad verificada y a la declaración transparente.
- Rote sus suplementos. Cambie, por ejemplo, de marca o composición cada tres meses.
- Pruebe la tolerancia a los suplementos introduciéndolos uno a uno y observando su reacción.
- Tome sus suplementos a diferentes horas del día para optimizar la absorción.
- Combine nutrientes de manera sensata. La vitamina C, por ejemplo, mejora la absorción de hierro.
- Integre la toma de sus suplementos en su rutina diaria para no olvidarlos.
- Reflexione regularmente sobre los beneficios de sus suplementos. ¿Siente una mejora en sus síntomas?
- Documente la ingesta de sus suplementos en un diario para excluir interacciones con medicamentos.
- Ajuste la dosificación de sus suplementos a su estado de salud actual y a sus circunstancias de vida.

Revisión - 4. Nutrición para enfermedades autoinmunes

Una alimentación adecuada para enfermedades autoinmunes puede contribuir de manera significativa a aliviar los síntomas y mejorar la calidad de vida de las personas con enfermedades reumáticas. La clave radica en la adaptación individual de la dieta a las necesidades personales y las reacciones del cuerpo. En lugar de confiar en recomendaciones generales, debe considerar su alimentación como una herramienta con la que puede influir activamente en el curso de su enfermedad. Esto requiere una cuidadosa reflexión sobre los diversos aspectos de una dieta adecuada para enfermedades autoinmunes, desde la selección de alimentos hasta la planificación de la fase de eliminación y la suplementación específica.

Un primer paso consiste en centrarse en alimentos que poseen propiedades antiinflamatorias y que influyen positivamente en el sistema inmunológico. Esto incluye alimentos probióticos como el yogur, el kéfir y el chucrut, que apoyan la flora intestinal, así como fibras prebióticas de la alcachofa de Jerusalén, la achicoria y las cebollas, que fomentan el crecimiento de bacterias intestinales beneficiosas. Una dieta rica en antioxidantes, con abundantes frutas, verduras, nueces y semillas, protege sus células del estrés oxidativo y puede contrarrestar los procesos inflamatorios. Integre conscientemente estos grupos de alimentos en su dieta diaria, por ejemplo, a través de una ensalada colorida con diferentes tipos de verduras, nueces y un aderezo de yogur, o un muesli rico en fibra con kéfir y bayas.

Para averiguar qué alimentos pueden agravar sus molestias individuales, puede ser útil realizar una fase de eliminación. Elimine sistemáticamente durante un período determinado grupos de alimentos sospechosos, como los productos lácteos o el gluten, y observe sus reacciones. Asegúrese de evitar deficiencias nutricionales mediante productos de reemplazo adecuados. Alternativas sin gluten a los productos de cereales son, por ejemplo, la quinoa, el mijo o el arroz. Puede reemplazar la leche de vaca por variantes vegetales como la leche de almendra, soja o avena. Es importante revisar cuidadosamente la lista de ingredientes de los productos de reemplazo y evitar en la medida de lo posible los alimentos altamente procesados.

Después de la fase de eliminación, sigue la reintegración gradual de los alimentos eliminados. Comience con alimentos que tolera bien e integre posteriormente los alimentos potencialmente problemáticos en intervalos de tiempo más amplios. Documente cuidadosamente sus reacciones para identificar sus alimentos desencadenantes personales. Estos hallazgos forman la base de su dieta a largo plazo, orientada a los síntomas. La suplementación de nutrientes también debe ser individual y discutida con su médico. Tenga en cuenta la biodisponibilidad de los nutrientes para garantizar una absorción y utilización óptimas.

Una dieta adecuada para enfermedades autoinmunes no es un concepto rígido, sino un proceso dinámico que requiere su participación activa y ajustes continuos. No vea el cambio en su alimentación como una restricción, sino como una oportunidad para tomar el control de su salud y mejorar su calidad de vida de manera sostenible. Con paciencia, atención y el apoyo de su médico, puede desarrollar un estilo de alimentación que le ayude a aliviar sus molestias reumáticas y aumentar su bienestar.

5. Medidas de apoyo nutricional

¿Quién no lo conoce? Los mejores propósitos de alimentación a menudo fracasan en la implementación práctica en la vida cotidiana. Un cambio sostenible en la alimentación requiere más que solo nuevas recetas y alimentos en el plato. Todo el estilo de vida juega un papel central en el éxito de una dieta antiinflamatoria en enfermedades reumáticas. Además de la selección de alimentos adecuados, medidas de apoyo específicas pueden aumentar significativamente el efecto de la terapia nutricional. En este capítulo, descubrirá qué factores de apoyo llevarán su nuevo estilo de alimentación al éxito.

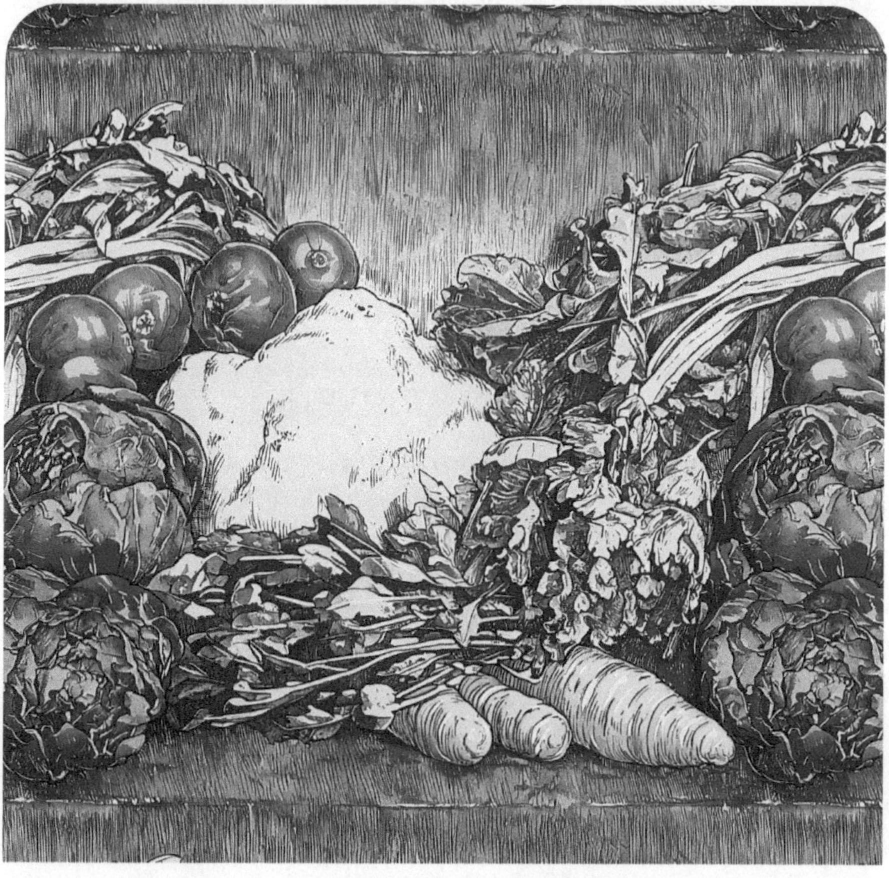

5. 1 Apoyo al movimiento

El apoyo al movimiento es un componente central de las medidas nutricionales complementarias en enfermedades reumáticas. La actividad que protege las articulaciones, el fortalecimiento muscular y las técnicas de relajación influyen positivamente en el curso de la enfermedad. El desafío radica en encontrar un programa individual que fomente la movilidad, alivie el dolor y, al mismo tiempo, proteja las articulaciones. La combinación y ejecución adecuadas de los ejercicios juegan un papel decisivo en el éxito. Además de la elección del tipo de movimiento adecuado, factores como la intensidad, la frecuencia y la correcta ejecución son relevantes. Un equilibrio adecuado entre carga y recuperación es esencial para evitar el sobreesfuerzo y apoyar la terapia de manera óptima. Siga leyendo y descubra cómo puede mejorar su calidad de vida en enfermedades reumáticas a través de un apoyo al movimiento específico.

Un enfoque integral que combina movimiento que protege las articulaciones, desarrollo muscular, una dieta antiinflamatoria y técnicas de relajación es fundamental para un manejo efectivo de las enfermedades reumáticas.

Actividades que protegen las articulaciones

Las actividades que protegen las articulaciones ayudan a mantener la salud del aparato locomotor y a aliviar el dolor, especialmente en enfermedades reumáticas [s109] [s110]. Reducen la carga sobre las articulaciones y minimizan el riesgo de lesiones. Actividades como caminar despacio, yoga suave o jardinería fomentan la movilidad y alivian el dolor sin sobrecargar las articulaciones [s110]. Acuagimnasia, Tai Chi y Pilates también alivian las articulaciones gracias a la flotación del agua o a los movimientos fluidos [s111]. Además, el entrenamiento de fuerza es importante para fortalecer la musculatura y estabilizar las articulaciones [s112]. La intensidad debe ser moderada, es decir, alrededor del 50-60% de la frecuencia cardíaca máxima [s112]. Un programa de ejercicios específico, adaptado a las necesidades y limitaciones individuales, puede mejorar la funcionalidad y el equilibrio, como muestran estudios en pacientes con artrosis de rodilla, que redujeron el dolor a través de dicho programa [s109]. La combinación de reducción de peso y ejercicio moderado produce los mejores resultados [s109]. Es importante adaptar los ejercicios a las capacidades individuales y contar con la supervisión de profesionales experimentados [s113] [s114]. Así se puede crear un plan de entrenamiento que proteja las articulaciones y sea efectivo al mismo tiempo. Como se ha demostrado en pacientes con artrosis de rodilla, un programa de entrenamiento adaptado mejora la funcionalidad y reduce el dolor [s109]. El movimiento regular y suave para las articulaciones, incluso en pequeñas cantidades, promueve la salud de las articulaciones y los

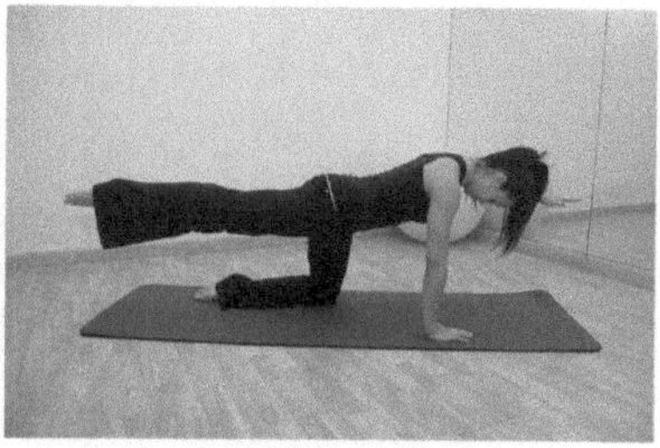

Pilates [i57]

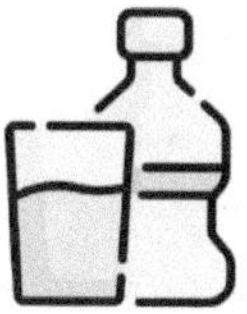

músculos y también puede reducir el riesgo de enfermedades asociadas como la obesidad y la diabetes tipo 2 [s109] [s112].

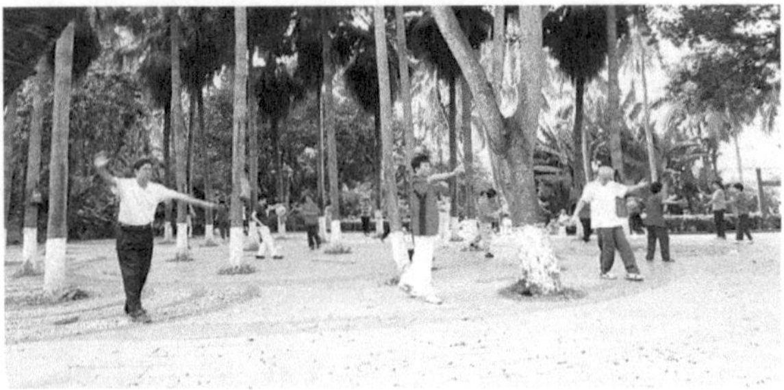

Tai Chi [i58]

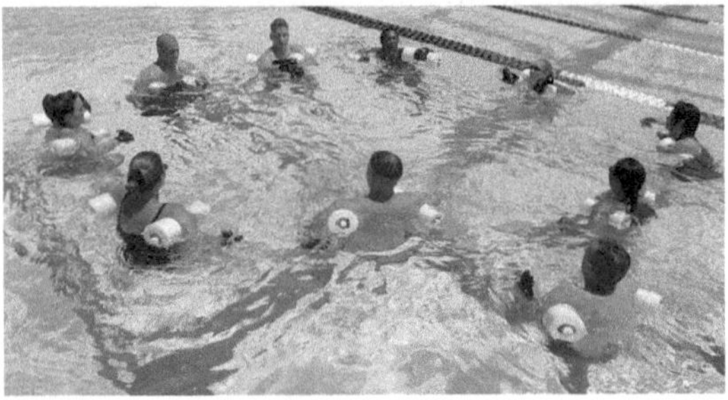

Aquagym [i59]

Bueno saber

Acuagimnasia

La acuagimnasia es una forma de ejercicio que protege las articulaciones, ya que alivia la carga sobre ellas gracias a la flotación del agua. Es especialmente adecuada para personas con enfermedades reumáticas, ya que fomenta la movilidad y reduce el dolor sin sobrecargar las articulaciones. Una dieta equilibrada en combinación con la acuagimnasia puede mejorar significativamente la calidad de vida.

Artrosis de rodilla

La artrosis de rodilla es una enfermedad articular degenerativa caracterizada por la degradación del cartílago en la articulación de la rodilla. Una dieta rica en antioxidantes y ácidos grasos omega-3 puede ayudar a reducir la inflamación y ralentizar el curso de la enfermedad. Programas de ejercicio específicos pueden aliviar el dolor y mejorar la movilidad.

Entrenamiento de fuerza

El entrenamiento de fuerza se utiliza para desarrollar y mantener la musculatura. En enfermedades reumáticas, una musculatura fuerte es importante para apoyar y aliviar las articulaciones. En combinación con una dieta adaptada, el entrenamiento de fuerza puede mejorar la movilidad y la calidad de vida.

Actividades articulares amigables

Nivel de impacto de las actividades para enfermedades reumáticas.

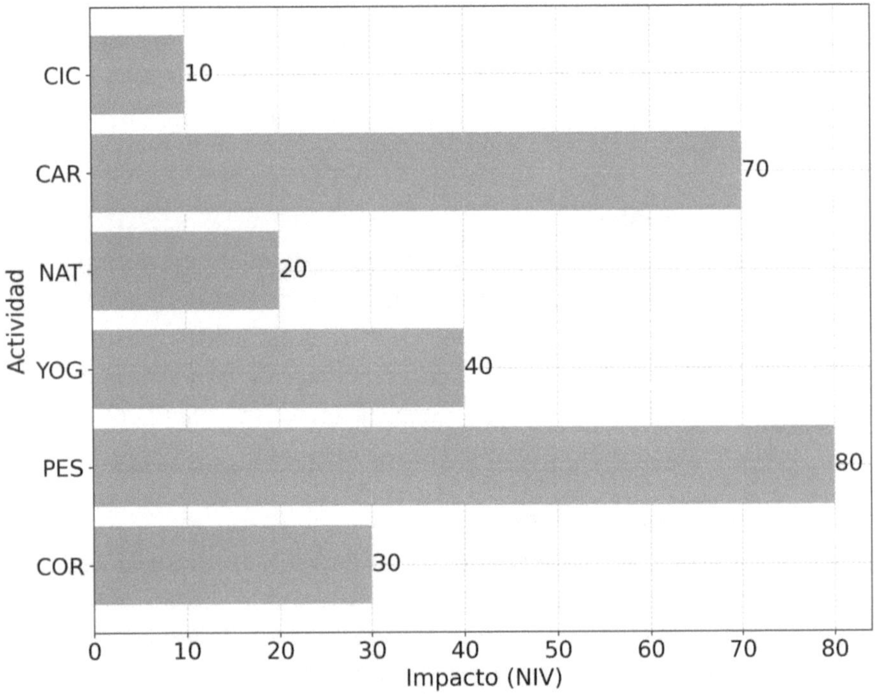

CAR: Carrera

COR: Correr

PES: Pesas

CIC: Ciclismo

NAT: Natación

YOG: Yoga

El gráfico de barras horizontales clasifica visualmente las actividades por su impacto en las articulaciones, destacando las opciones adecuadas para las personas con afecciones reumáticas. Generalmente, se recomiendan actividades de menor impacto para minimizar la tensión y las molestias.

Desarrollo muscular

El desarrollo muscular a través de un entrenamiento específico mejora la fuerza de soporte de la musculatura y contribuye a la estabilización de las articulaciones, lo cual es especialmente importante en enfermedades reumáticas [s115]. El entrenamiento regular fortalece los músculos, alivia las articulaciones y puede reducir el dolor. El entrenamiento de resistencia, en el que los músculos trabajan contra una resistencia, como con pesas o bandas de fitness, se recomienda como un método efectivo para el desarrollo muscular [s115]. Dos sesiones de entrenamiento por semana que involucren todos los grupos musculares grandes son un buen punto de partida. Complementariamente, el entrenamiento de resistencia, como nadar o andar en bicicleta, puede mejorar la condición física general y proteger las articulaciones. Dado que medicamentos como los glucocorticoides, que se utilizan comúnmente en enfermedades reumáticas, pueden favorecer la pérdida de masa muscular, es aconsejable un manejo cuidadoso de estos medicamentos en consulta con el médico [s115]. Una dieta equilibrada con suficiente proteína también apoya el desarrollo muscular y la recuperación después del entrenamiento. Es importante tener en cuenta que la intensidad del entrenamiento y la selección de ejercicios deben adaptarse al estado de salud individual y al límite de carga de las articulaciones. Por ejemplo, la carga inicial en el entrenamiento de fuerza puede realizarse con el propio peso corporal o con pesos muy ligeros y luego aumentarse lentamente para no sobrecargar las articulaciones. La supervisión por parte de fisioterapeutas o entrenadores especialmente capacitados puede ayudar a desarrollar un programa de entrenamiento seguro y efectivo y garantizar la correcta ejecución de los ejercicios.

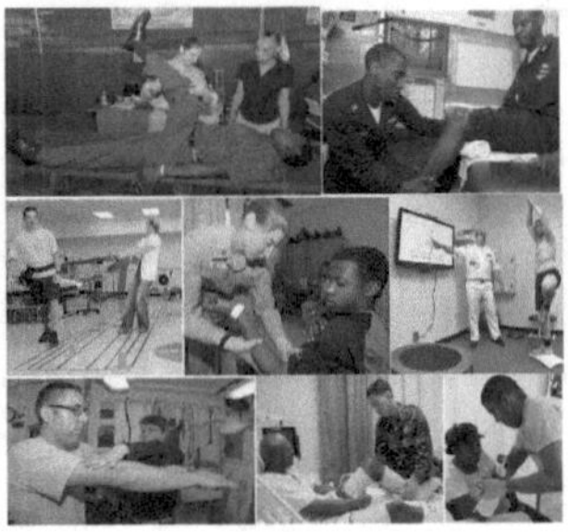

Fisioterapeuta [i60]

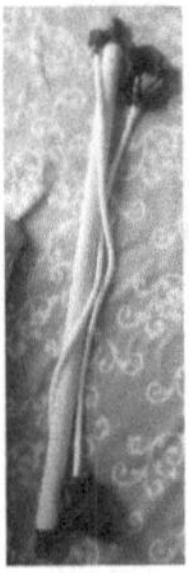

banda elástica [i61]

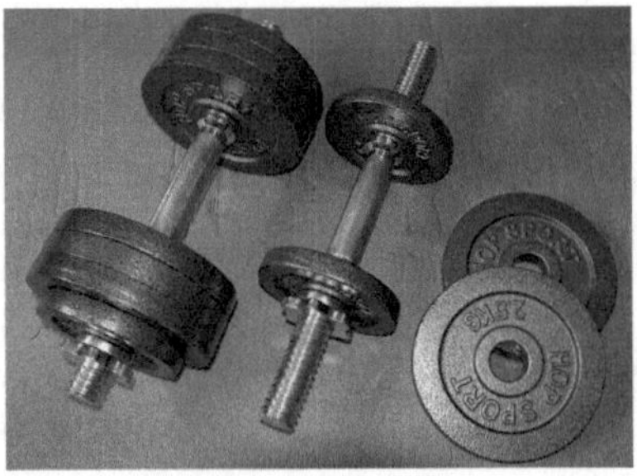

Mancuerna [i62]

Desarrollo de la Fuerza Muscular

Mejora de la fuerza muscular a lo largo del tiempo con ejercicio constante.

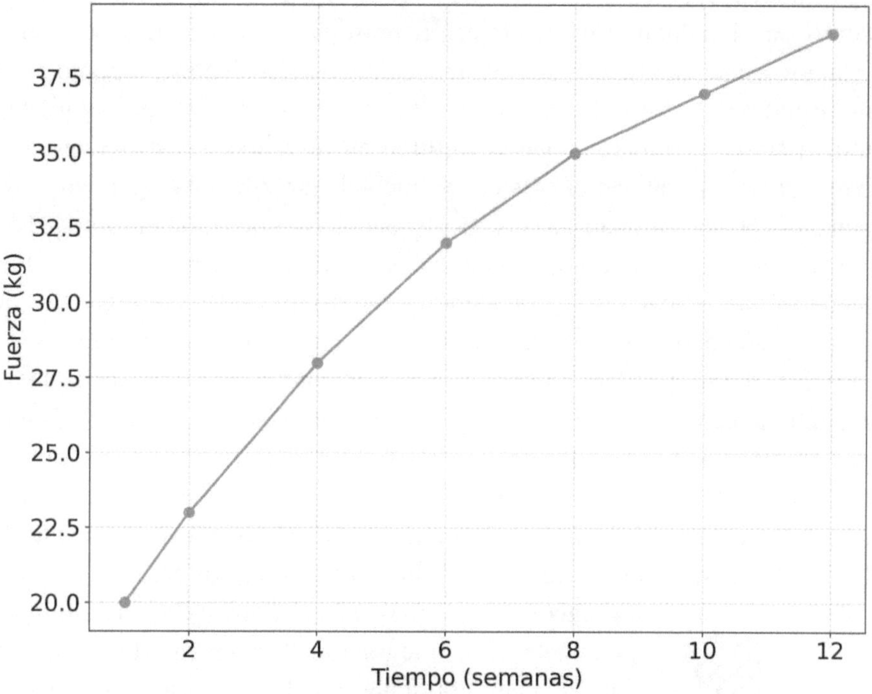

El gráfico demuestra una correlación positiva entre el ejercicio regular y el aumento de la fuerza muscular. Las ganancias iniciales suelen ser más rápidas, seguidas de una mejora más gradual y sostenida. Esto resalta la importancia del entrenamiento constante para las personas con afecciones reumáticas, ya que los músculos más fuertes pueden ayudar a sostener las articulaciones afectadas y mejorar la funcionalidad general.

Técnicas de relajación

Las técnicas de relajación ofrecen un valioso complemento al movimiento y la alimentación en enfermedades reumáticas. Pueden ayudar a aliviar el dolor, reducir el estrés y mejorar la calidad del sueño [s116]. Diferentes métodos como Relajación muscular progresiva, entrenamiento autógeno y achtsamkeitsuebungen influyen positivamente tanto en el estado físico como en el mental. En la relajación muscular progresiva, se tensan y relajan secuencialmente grupos musculares individuales, logrando así un estado de profunda relajación [s116]. El entrenamiento autógeno utiliza frases formuladas que se centran en la calma, el peso y el calor para provocar relajación física y mental [s116]. Los ejercicios de atención plena entrenan la percepción consciente del momento presente, sin juzgar, y pueden ayudar a reducir el estrés y la ansiedad [s116]. Las técnicas de relajación se pueden aprender en cursos o practicar de forma independiente con la ayuda de guías. Solo unos minutos de práctica diaria pueden aumentar notablemente la calidad de vida al reducir la percepción del dolor y mejorar el bienestar general. Quien, por ejemplo, sufre de trastornos del sueño, puede lograr una mejora en la calidad del sueño practicando regularmente técnicas de relajación antes de acostarse [s116]. La elección del método adecuado depende de las preferencias individuales. Vale la pena probar diferentes técnicas para encontrar la más efectiva para las necesidades personales. La integración de técnicas de relajación en la vida cotidiana puede contribuir a manejar mejor los síntomas de las enfermedades reumáticas y mejorar de manera sostenible la calidad de vida. A través de la práctica regular de métodos de relajación, como la relajación muscular progresiva, se puede lograr un impacto positivo en la percepción del dolor y el bienestar general [s116]. La combinación de movimiento, alimentación y técnicas de relajación ofrece un enfoque holístico para el tratamiento de enfermedades reumáticas y puede fortalecer la autoeficacia de los afectados. La

integración de estos métodos en la vida cotidiana puede llevar a que los afectados controlen mejor su enfermedad y mejoren su calidad de vida. Así, las técnicas de relajación, en combinación con el movimiento y la alimentación, pueden contribuir de manera importante a la mejora del bienestar físico y mental en enfermedades reumáticas.

Bueno saber

Relajación muscular progresiva

Esta técnica de relajación puede aliviar tensiones y dolores en enfermedades reumáticas mediante la contracción y relajación específicas de los músculos, mejorando la movilidad y fomentando así el apoyo al movimiento.

Relajación y movimiento para el alivio reumático

Distribución de técnicas efectivas de relajación y movimiento para el manejo de afecciones reumáticas.

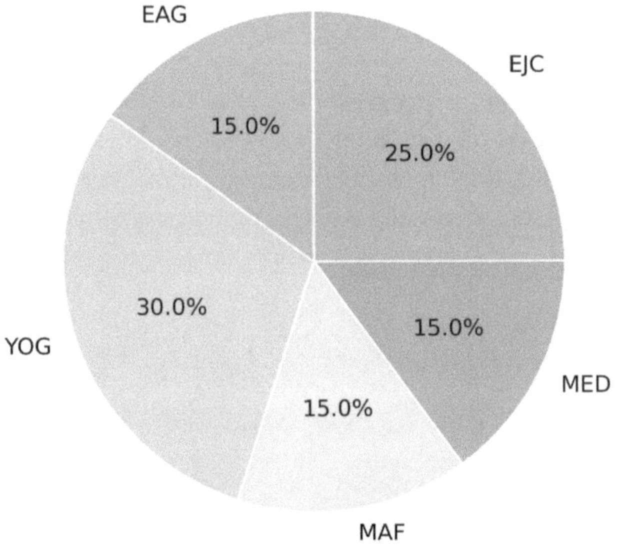

EAG: Ejercicios de Conciencia Corporal (p. ej., Feldenkrais)
EJC: Ejercicios Acuáticos
MAF: Meditación y Atención Plena
MED: Movimiento y Estiramiento
YOG: Yoga y Tai Chi

Los movimientos suaves como el yoga y el tai chi constituyen una parte importante de las técnicas útiles, lo que destaca la importancia del ejercicio consciente. El ejercicio acuático proporciona alivio y apoyo, mientras que el entrenamiento de fuerza ayuda a mantener la funcionalidad. Las prácticas de conciencia corporal, combinadas con técnicas de relajación como la meditación, contribuyen al bienestar general y al manejo del dolor.

Consejos concretos

- Integra movimientos rítmicos en tu vida diaria, por ejemplo, meciéndote suavemente con los pies mientras te cepillas los dientes.
- Utiliza las escaleras en lugar del ascensor y convierte cada paso en un pequeño ejercicio para fortalecer tus músculos de las piernas.
- Sustituye el estar sentado rígidamente por un asiento dinámico en una pelota de gimnasia o un taburete móvil para activar tu musculatura del tronco.
- Levántate regularmente del escritorio y da unos pasos o estírate para liberar tensiones y movilizar tus articulaciones.
- Baila al ritmo de tu música favorita para elevar tu ánimo y al mismo tiempo mejorar tu flexibilidad y coordinación.
- Descubre el efecto beneficioso de la gimnasia acuática: moverte en el agua es más fácil y protege tus articulaciones.
- Aprende un arte marcial como Tai-Chi o Qigong para movilizar tus articulaciones y entrenar tu percepción corporal.
- Realiza caminatas en la naturaleza y utiliza caminos irregulares para entrenar la musculatura de tus pies y mejorar tu equilibrio.
- Asiste a un curso de movimiento que esté especialmente adaptado a tus necesidades, como yoga para personas con problemas articulares.
- Incorpora pequeñas sesiones de movimiento en tu vida diaria, caminando o montando en bicicleta distancias cortas.
- Haz que tu jardín sea amigable para el movimiento, por ejemplo, creando camas elevadas para trabajar de manera que no afecte tu espalda.

5. 2 Adaptación del estilo de vida

Las enfermedades reumáticas afectan significativamente la vida cotidiana. Además de la alimentación, otros factores del estilo de vida juegan un papel crucial en el bienestar y el curso de la enfermedad. El sueño, el estrés y el consumo de sustancias recreativas impactan directamente en los procesos inflamatorios y el sistema inmunológico, influyendo en el dolor y la resistencia general. La optimización de estas áreas a menudo presenta desafíos para los afectados. Siga leyendo para descubrir estrategias concretas para adaptar su estilo de vida y mejorar positivamente su calidad de vida.

Un estilo de vida saludable con suficiente sueño, manejo del estrés y consumo consciente de sustancias puede influir positivamente en el curso de las enfermedades reumáticas.

Higiene del sueño

El sueño influye en el bienestar de las personas con enfermedades reumáticas. La falta de sueño puede aumentar los mediadores inflamatorios, llamados zytokine, y así intensificar la actividad de la enfermedad [s117]. Un buen sueño, en cambio, puede aliviar síntomas como el dolor de espalda [s118]. Un ritmo de sueño regular de 7 a 8 horas apoya al cuerpo. Por lo tanto, un horario fijo para acostarse y levantarse, incluso los fines de semana, puede estabilizar el ritmo sueño-vigilia [s119]. La cafeína, el alcohol y la nicotina deben evitarse antes de acostarse [s119]. También las comidas pesadas o el hambre intenso interrumpen el sueño, al igual que una alta ingesta de líquidos. Por lo tanto, se recomienda consumir cenas ligeras y reducir la ingesta de líquidos antes de dormir [s119]. Los dispositivos electrónicos deben apagarse al menos 30 minutos antes de acostarse. El dormitorio debe ser fresco, tranquilo y oscuro [s119]. Una rutina relajante por la noche, como un baño caliente o escuchar música, puede favorecer el sueño [s119]. La luz del día por la mañana mejora la calidad del sueño y el bienestar general [s118].

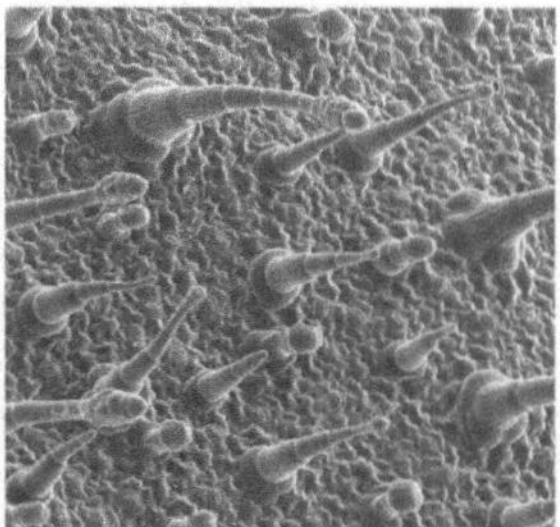

Nicotina [i63]

Distribución de las Fases del Sueño

Distribución típica de los ciclos del sueño.

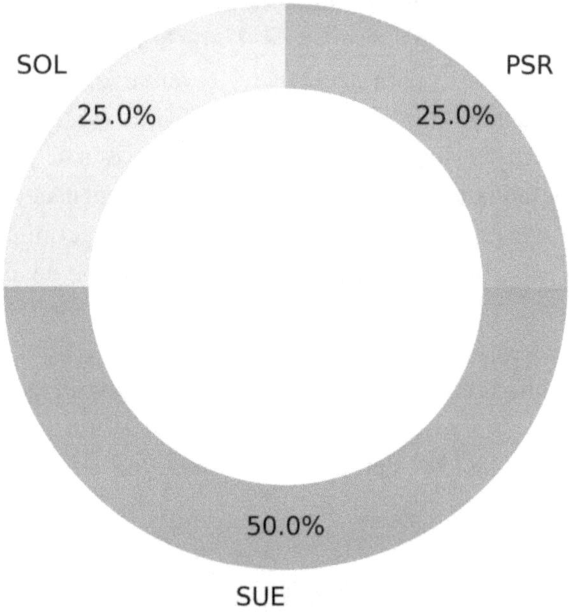

- PSR: Sueño Profundo
- SOL: Sueño Ligero
- SUE: Sueño REM

Este gráfico visualiza la distribución aproximada de las fases del sueño a lo largo de una noche normal. Una mayor parte se dedica al sueño ligero, seguido del sueño REM y luego del sueño profundo. El equilibrio de estas fases es crucial para un sueño reparador y el bienestar general. Si bien existen variaciones individuales, las desviaciones significativas de esta distribución general podrían indicar posibles trastornos del sueño.

Reducción del estrés

La gestión del estrés es un aspecto importante en el manejo de enfermedades reumáticas. El estrés psicosocial persistente puede afectar el sistema inmunológico y, por lo tanto, influir negativamente en el riesgo de enfermedades crónicas, así como en el curso de una rheumatoiden_arthritis existente. [s120] Quienes ya padecen una enfermedad reumática pueden reducir los efectos del estrés en el cuerpo mediante la gestión del estrés. Técnicas de relajación como progressive_muskelentspannung, entrenamiento autógeno o meditación pueden ayudar a reducir el estrés y promover la salud física y mental. Un paseo por la naturaleza, por ejemplo, puede proporcionar relajación y así reducir el estrés. También el ejercicio regular, como el yoga o la natación, puede reducir las hormonas del estrés y mejorar el estado de ánimo. [s121] Los pacientes que reaccionan de manera sensible al estrés tienden a tener un curso de enfermedad más grave. [s121] Dado que las enfermedades de la piel, que a menudo acompañan a las enfermedades reumáticas, pueden intensificar las cargas psicológicas como la ansiedad o la depresión, una buena gestión del estrés es esencial para el bienestar general. [s121] Al integrar estrategias de afrontamiento del estrés en la vida cotidiana, los afectados pueden mejorar su calidad de vida e influir positivamente en el curso de la enfermedad.

Bueno saber

Entrenamiento autógeno

El entrenamiento autógeno es un método de auto-relajación en el que se generan calma y relajación en el cuerpo mediante fórmulas autosugestivas. Puede ayudar a reducir el estrés y mejorar la calidad del sueño, lo cual es especialmente importante en las enfermedades reumáticas.

Hormonas del estrés

Las hormonas del estrés, como el cortisol, son liberadas por el cuerpo en situaciones de estrés. Un nivel elevado de hormonas del estrés de manera persistente puede promover la inflamación en el cuerpo y afectar negativamente el curso de las enfermedades reumáticas.

Impacto de los cambios de estilo de vida en los niveles de estrés en enfermedades reumáticas

Reducción del estrés a través del estilo de vida

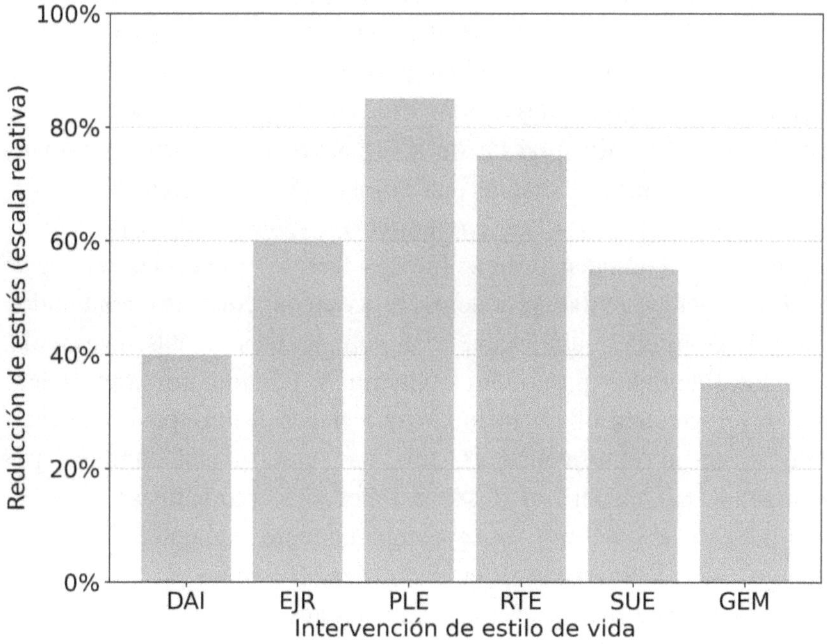

DAI: Dieta antiinflamatoria
EJR: Ejercicio regular
GEM: Gestión del estrés
PLE: Plenitud mental y meditación
RTE: Relajación (p. ej., yoga, taichí)
SUE: Sueño e higiene del sueño

El gráfico destaca la efectividad de diversas intervenciones en el estilo de vida para controlar el estrés, un factor clave que influye en los síntomas de las enfermedades reumáticas. Las técnicas de atención plena y relajación muestran el impacto más significativo, lo que sugiere su importancia en un enfoque holístico para el manejo de estas afecciones. Si bien los cambios en la dieta también contribuyen a la reducción del estrés, su efecto parece menos pronunciado en comparación con las prácticas mente-cuerpo. La incorporación de ejercicio regular y la priorización de la higiene del sueño mejoran aún más el manejo del estrés, contribuyendo al bienestar general.

Consumo de sustancias estimulantes

El consumo de sustancias estimulantes puede influir en el curso de las enfermedades reumáticas. Mientras que cantidades moderadas de alcohol pueden reducir el riesgo de rheumatoide_arthritis, un consumo excesivo de azúcar, especialmente en forma de bebidas azucaradas, tiene un efecto negativo y aumenta el riesgo de desarrollar esta enfermedad [s122]. También se sospecha que una alta ingesta de sodio favorece la artritis reumatoide [s122]. Por lo tanto, es crucial una alimentación consciente centrada en alimentos integrales y ricos en nutrientes. Quienes deseen reducir su consumo de sal pueden utilizar hierbas frescas y especias en lugar de sal al cocinar y evitar productos procesados con alto contenido de sodio. Una dieta equilibrada con abundantes frutas, verduras y productos integrales proporciona vitaminas y minerales importantes y tiene un efecto antiinflamatorio, lo que puede influir positivamente en el curso de la enfermedad [s122]. La salud dental también puede desempeñar un papel en las enfermedades reumáticas, aunque la relación exacta aún no está completamente aclarada [s123]. Sin embargo, se recomienda el cuidado dental regular y las visitas de control al dentista para prevenir inflamaciones en la cavidad bucal.

Bueno saber

Sodio

Un mineral que se encuentra en muchos alimentos, especialmente en la sal de cocina. Un consumo excesivo de sodio puede promover inflamaciones y aumentar la presión arterial, lo que puede afectar negativamente a las enfermedades reumáticas. Por lo tanto, se recomienda reducir el consumo de sal y optar por alternativas bajas en sodio.

Impacto de las Sustancias de Consumo en las Enfermedades Reumáticas

Impacto y frecuencia del consumo de sustancias de consumo en las enfermedades reumáticas.

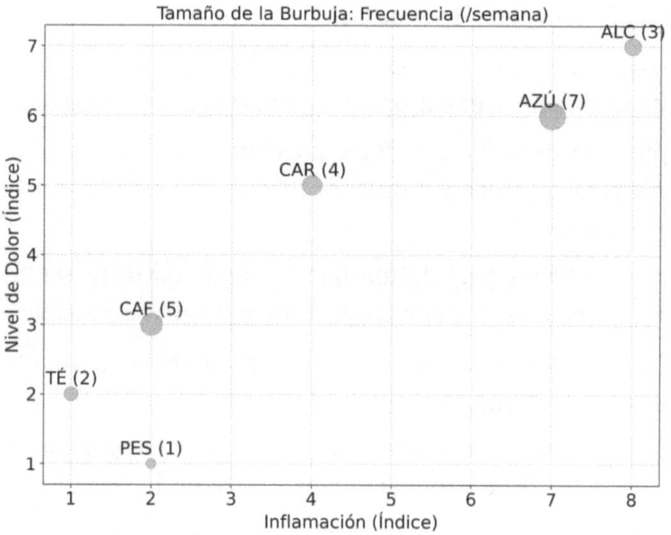

Blasengröße: Frecuencia (/semana)

ALC: Alcohol

CAF: Café

PES: Pescado Graso

AZÚ: Azúcar

CAR: Carne Roja

TÉ: Té

Este gráfico visualiza el impacto potencial que ciertas sustancias de consumo tienen sobre los niveles de inflamación y dolor. Las burbujas más grandes indican una mayor frecuencia de consumo. Mientras que algunas sustancias de consumo como el café muestran una posible correlación positiva con la reducción de la inflamación, otras como el alcohol y el azúcar muestran un impacto potencialmente negativo al aumentar la inflamación. Esto sugiere que reducir el consumo de ciertas sustancias de consumo puede ser beneficioso para el manejo de las enfermedades reumáticas. El impacto de las sustancias de consumo individuales puede variar significativamente, lo que destaca la necesidad de enfoques dietéticos personalizados.

Consejos concretos

- Convierta su noche en un ritual relajante que lo prepare para dormir. Por ejemplo, beba una taza de té de hierbas y lea un libro.
- Varíe su posición al dormir para aliviar los puntos de presión y liberar tensiones. Por ejemplo, pruebe dormir de espaldas con una almohada debajo de las rodillas.
- Aproveche el poder de la automasaje. Masajee sus pies antes de acostarse con un aceite aromático para relajar sus músculos.
- Respire conscientemente. Practique ejercicios de respiración antes de dormir para calmarse y reducir el estrés. Por ejemplo, cuente sus respiraciones.
- Cree un ambiente para dormir que estimule todos sus sentidos. Use aceites esenciales, mantas acogedoras y sábanas agradables.
- Ponga una alarma para su hora de acostarse, para recordarle a tiempo su ventana de sueño.
- Pase tiempo en la naturaleza para apoyar su ritmo natural de sueño-vigilia. La luz del día ayuda a su cuerpo a producir melatonina.
- Escuche sonidos de la naturaleza o música relajante para enmascarar ruidos molestos y facilitar el sueño.
- Visualice imágenes o escenas positivas antes de dormir para calmar sus pensamientos y deslizarse suavemente hacia el sueño.
- Lleve un diario de sueño para identificar patrones en su comportamiento de sueño y mejorar su higiene del sueño de manera específica.
- Pruebe una máscara para dormir o tapones para los oídos para bloquear la luz y el ruido, y así mejorar la calidad de su sueño.

5. 3 Apoyo terapéutico

La terapia de enfermedades reumáticas requiere una cuidadosa coordinación entre medicamentos y alimentación. Los efectos secundarios de los medicamentos, como molestias gastrointestinales o fatiga, pueden afectar significativamente la calidad de vida e incluso llevar a la interrupción del tratamiento. Al mismo tiempo, los alimentos influyen en la absorción y efectividad de los medicamentos. Una dieta adaptada individualmente puede mejorar la tolerancia a los medicamentos y apoyar el éxito del tratamiento. Siga leyendo para descubrir cómo puede ajustar su alimentación de manera óptima a su terapia.

Una estrategia nutricional individualizada, adaptada a los medicamentos y al estado de salud, es crucial para el éxito del tratamiento en enfermedades reumáticas.

Compatibilidad de medicamentos

La compatibilidad de los medicamentos influye en el éxito del tratamiento de enfermedades reumáticas. Los efectos secundarios pueden disminuir la calidad de vida y, en algunos casos, llevar a la interrupción del tratamiento. Por lo tanto, es importante reconocer y contrarrestar posibles intolerancias a tiempo. La naturaleza de los efectos secundarios depende del metabolismo individual, la dosificación y la combinación con otros medicamentos. Los efectos secundarios comunes de los medicamentos para el reuma son molestias gastrointestinales como náuseas, acidez estomacal o diarrea. También pueden presentarse dolores de cabeza, fatiga o reacciones cutáneas. Con menor frecuencia, pero de manera más grave, se producen alteraciones en la función hepática o renal, cambios en el hemograma o un mayor riesgo de infecciones.

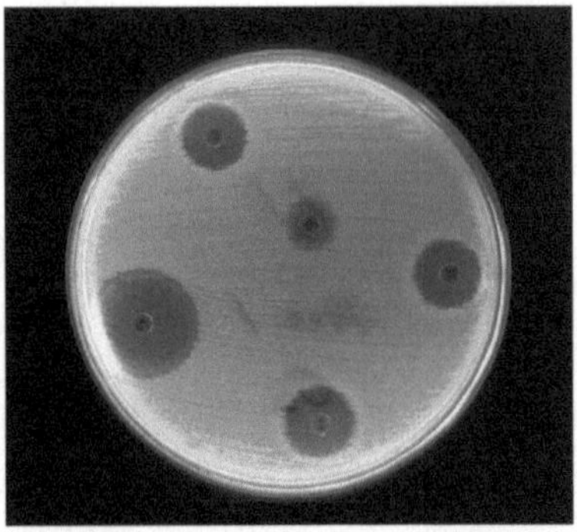

Antibióticos [i64]

Una dieta equilibrada puede apoyar la compatibilidad de los medicamentos. Así, las molestias gastrointestinales pueden aliviarse mediante el consumo de alimentos de fácil digestión como avena, arroz o patatas. También puede ser útil evitar especias picantes, alimentos grasos y alcohol. Al tomar ciertos medicamentos, como metotrexato, se recomienda evitar el consumo de grandes cantidades de huevos crudos o hígado para no sobrecargar el hígado. Por el contrario, una ingesta adecuada de líquidos – al menos 1,5 litros de agua al día – puede favorecer la excreción de medicamentos y sus productos de descomposición, reduciendo así los efectos secundarios. La interacción entre medicamentos y alimentos es otro aspecto importante. Ciertos alimentos pueden influir en la absorción o efectividad de los medicamentos. El jugo de pomelo, entre otros, inhibe la descomposición de algunos medicamentos en el hígado, lo que puede aumentar su efecto y el riesgo de efectos secundarios. Los productos lácteos pueden obstaculizar la absorción de ciertos antibióticos. Por lo tanto, debe consultar a su médico o farmacéutico sobre posibles interacciones entre sus medicamentos y su dieta. Una lista exhaustiva de todas las posibles interacciones excedería el alcance de esta guía. Sin embargo, es recomendable que, en caso de dudas, siempre se dirija al médico o farmacéutico tratante.

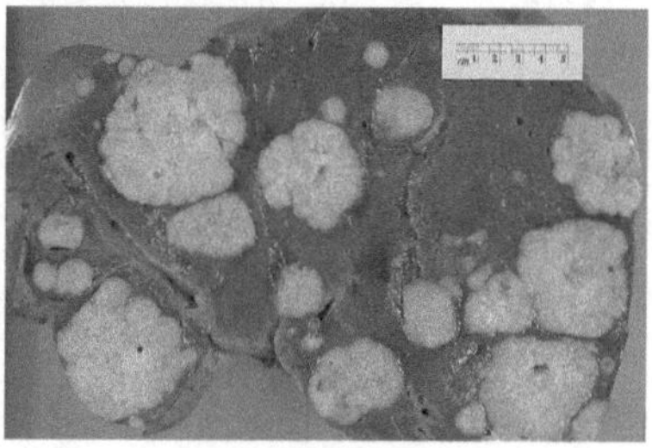

hígado [i65]

Además de la dieta, otros factores también pueden influir en la compatibilidad de los medicamentos. Estos incluyen, entre otros:
- la edad
- el peso corporal
- enfermedades preexistentes
- la ingesta simultánea de otros medicamentos
- factores genéticos.

Para optimizar la compatibilidad de sus medicamentos, debe tener en cuenta algunos puntos. Tome sus medicamentos siempre de acuerdo con las instrucciones de su médico. No modifique la dosificación por su cuenta. Informe a su médico sobre todos los medicamentos que toma, incluidos los de venta libre, suplementos dietéticos y preparados herbales. Documente los efectos secundarios que se presenten y discútalos con su médico. Él puede ajustar la dosificación o cambiar a otro medicamento si es necesario. Una buena comunicación entre el paciente y el médico es crucial para un tratamiento exitoso. No dude en hacer preguntas y expresar sus preocupaciones. Solo así se puede garantizar un tratamiento adaptado a sus necesidades individuales. Un control regular de los valores sanguíneos y de las funciones orgánicas también es importante para detectar y contrarrestar posibles efectos secundarios a tiempo. Un estilo de vida saludable con una dieta equilibrada, ejercicio regular y suficiente sueño también puede contribuir a mejorar la compatibilidad de los medicamentos y apoyar el éxito del tratamiento. Un ejemplo de esto es el efecto positivo de los omegafettsaeuren, que se encuentran en pescados grasos como el salmón o la caballa, sobre los procesos inflamatorios en el cuerpo.

Bueno saber

Antibióticos

Los antibióticos a veces se utilizan en enfermedades reumáticas para combatir infecciones que pueden agravar los síntomas. Los productos lácteos pueden interferir con la absorción de ciertos antibióticos. Por lo tanto, es importante coordinar la ingesta de antibióticos con la dieta para garantizar la efectividad de los medicamentos.

Metabolismo

El metabolismo juega un papel importante en el procesamiento de nutrientes y puede influir en la efectividad de la terapia nutricional en enfermedades reumáticas. Un metabolismo que funcione bien puede ayudar a reducir la inflamación y mejorar el suministro de nutrientes a las articulaciones.

Metotrexato

El metotrexato es un medicamento que se utiliza comúnmente en enfermedades reumáticas. Ciertos alimentos, como grandes cantidades de huevos crudos o hígado, pueden sobrecargar el hígado en combinación con metotrexato y, por lo tanto, deben evitarse. Una dieta adaptada puede ayudar a mejorar la compatibilidad del metotrexato y minimizar los efectos secundarios.

Tolerancia a la Medicación a lo Largo del Tiempo

Ilustra el cambio en la tolerancia a la medicación junto con una dieta antiinflamatoria.

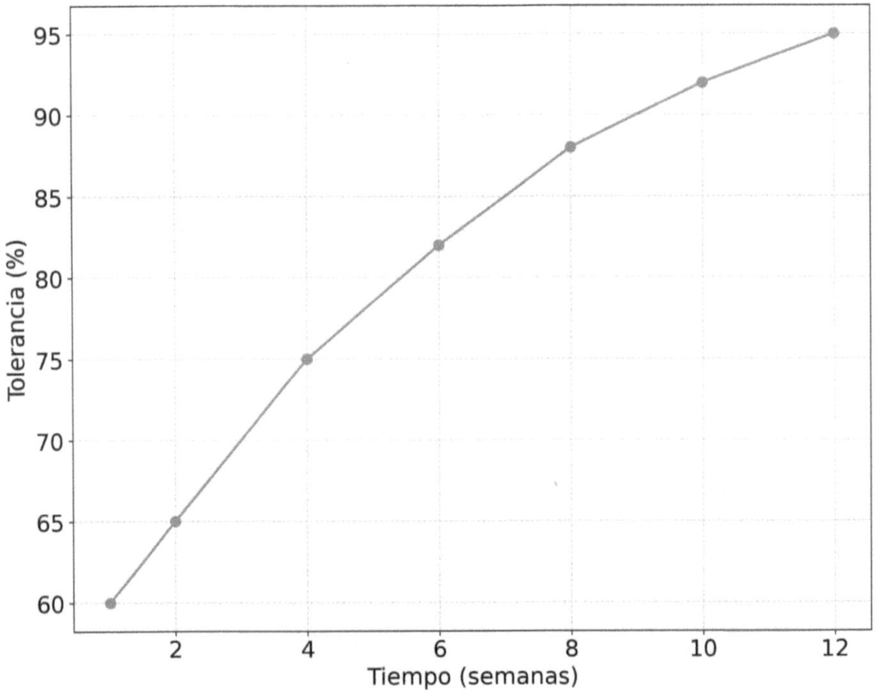

Inicialmente, la tolerancia a la medicación puede ser menor a medida que el cuerpo se adapta a los cambios en la dieta. Con el tiempo, a medida que la inflamación disminuye debido a la dieta, la tolerancia a la medicación puede mejorar, lo que podría permitir ajustes en la dosis. El aumento observado sugiere una correlación positiva entre una dieta antiinflamatoria y una mejor respuesta a la medicación en afecciones reumáticas.

Ayuno terapéutico

El ayuno terapéutico, la abstinencia temporal y completa de alimentos sólidos, puede ser una medida complementaria en enfermedades reumáticas. Los estudios sugieren que intermittierendes_fasten, una forma de ayuno terapéutico, puede tener efectos positivos sobre la actividad de la enfermedad en la artritis psoriásica (PsA), incluyendo las inflamaciones asociadas en los puntos de inserción de los tendones (entesitis) y en las articulaciones de los dedos y los pies (dactilitis) [s124]. Curiosamente, estas mejoras parecen ocurrir independientemente de los cambios de peso, lo que sugiere que los períodos de ayuno en sí mismos pueden modular la actividad inmunológica. Así, una fase de ayuno, como se practica en el ayuno intermitente, podría aliviar las molestias reumáticas mediante la reducción de mediadores inflamatorios en el cuerpo. Esto subraya el potencial de las estrategias dietéticas temporales (cronomedicina) en el manejo de enfermedades reumáticas, especialmente en la PsA [s124]. Sin embargo, la base de estudios aún es limitada y se necesita más investigación para validar estos resultados y examinar los efectos a largo plazo del ayuno terapéutico sobre el curso de la enfermedad. Quienes consideren el ayuno terapéutico deben discutirlo con su médico tratante para sopesar los riesgos y beneficios individuales y desarrollar un enfoque adaptado a la enfermedad y medicación específicas. La supervisión médica es esencial para evitar posibles complicaciones y garantizar el éxito del tratamiento. Así, al tomar medicamentos, la absorción de nutrientes puede verse afectada por el ayuno, lo que puede requerir ajustes en la medicación. Además, enfermedades subyacentes existentes, como la diabetes o la insuficiencia renal, pueden representar contraindicaciones para el ayuno terapéutico.

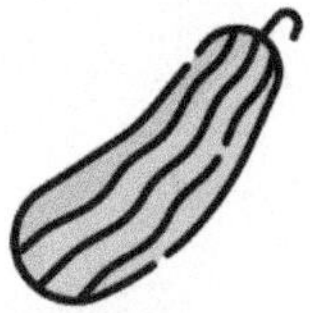

Contraindicaciones

Factores que desaconsejan un tratamiento específico, como el ayuno terapéutico, ya que pueden conllevar riesgos para la salud. En enfermedades reumáticas, ciertos medicamentos o enfermedades concomitantes pueden representar contraindicaciones para el ayuno terapéutico.

Artritis psoriásica (PsA)

Una enfermedad articular crónica e inflamatoria que a menudo se presenta junto con la enfermedad de la piel psoriasis. Un cambio en la dieta puede ayudar a aliviar los síntomas de la PsA.

Mediadores inflamatorios

Sustancias mensajeras en el cuerpo que desencadenan y amplifican la inflamación. A través de una dieta específica, estos pueden ser reducidos y los procesos inflamatorios controlados.

Distribución de las Fases de Ayuno

Distribución típica de las fases de ayuno terapéutico.

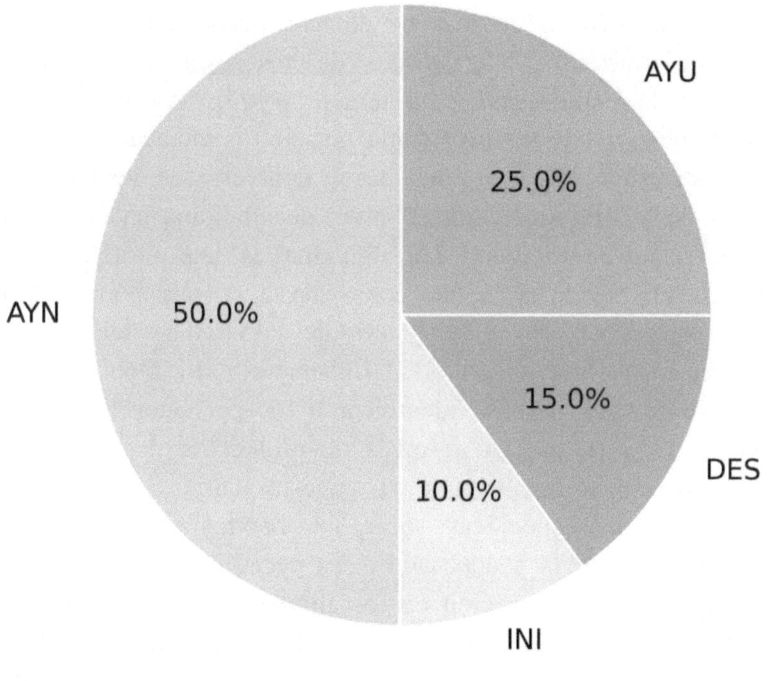

AYN: Periodo de Ayuno

AYU: Dieta de Desarrollo

DES: Romper el Ayuno

INI: Pre-Ayuno (Preparación)

La mayor parte se dedica al período de ayuno en sí, destacando su importancia en el proceso general. Las fases previas al ayuno y de ruptura del ayuno, aunque más cortas, son cruciales para preparar el cuerpo y reintroducir gradualmente los alimentos. La fase de desarrollo enfatiza el compromiso a largo plazo con una dieta saludable después de que se completa el ayuno.

Monitoreo nutricional

El monitoreo nutricional acompaña la terapia de enfermedades reumáticas y ayuda a evaluar el estado nutricional y a identificar tempranamente los cambios relacionados con la terapia. Controlar el peso permite inferir sobre una posible subalimentación o sobrealimentación del cuerpo. Así, una pérdida de peso no deseada puede indicar una mayor necesidad de nutrientes o trastornos de absorción que pueden ser causados por la enfermedad o la terapia [s125]. Por otro lado, un aumento de peso puede ser favorecido por ciertos medicamentos, como los corticosteroides. Además del peso, también son relevantes los parámetros de laboratorio, como el nivel de albúmina en sangre, para evaluar el estado nutricional. La albúmina es una proteína que se produce en el hígado y actúa como proteína transportadora para diversas sustancias. Un nivel bajo de albúmina puede indicar desnutrición o una mayor actividad inflamatoria. El monitoreo de la ingesta de nutrientes permite identificar a los pacientes en riesgo de deficiencias. Esto se realiza a través de protocolos de alimentación, donde los pacientes documentan su ingesta diaria de alimentos, o mediante encuestas específicas sobre los hábitos alimenticios. Una alimentación equilibrada y adecuada a las necesidades es importante a cualquier edad. La composición de los alimentos debe adaptarse a las necesidades individuales y la edad del paciente [s126]. Los suplementos dietéticos o preparados a base de plantas solo deben tomarse tras consultar con el médico, ya que pueden interactuar con medicamentos o provocar efectos secundarios no deseados [s126]. Los resultados del monitoreo nutricional sirven como base para recomendaciones dietéticas individuales. Estas pueden incluir, por ejemplo, la adaptación de la ingesta energética, la optimización de la ingesta de macronutrientes y mikronaehrstoffversorgung, o la recomendación de ciertas formas dietéticas. Así, en caso de una mayor necesidad de proteínas, se puede recomendar una dieta rica en proteínas para promover el desarrollo muscular y la regeneración. Al tomar medicamentos simultáneamente, es importante considerar posibles interacciones con los alimentos.

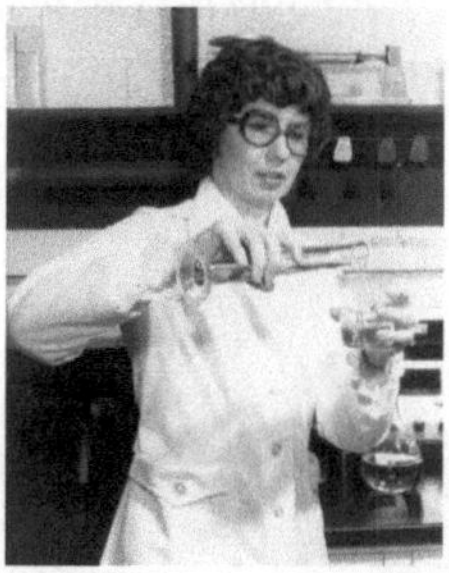

Parámetros de laboratorio [i66]

Bueno saber

Proteína

Proteínas que son importantes para la construcción y mantenimiento de músculos y otros tejidos corporales. En enfermedades reumáticas, una ingesta adecuada de proteínas puede mantener la fuerza muscular y apoyar el proceso de curación.

Absorción

La absorción de nutrientes del intestino al torrente sanguíneo puede verse afectada en enfermedades reumáticas y puede ser influenciada positivamente por la alimentación.

Parámetros de Monitoreo Nutricional

Distribución de los parámetros nutricionales clave monitoreados durante la terapia dietética antiinflamatoria para enfermedades reumáticas.

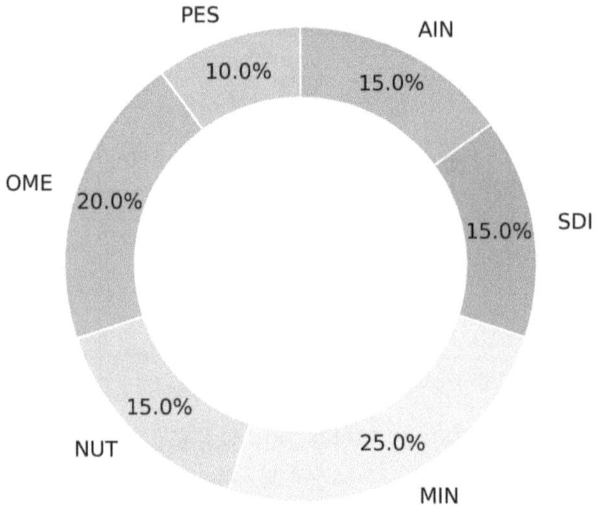

AIN: Niveles de Antioxidantes (Vitaminas A, C, E)

MIN: Marcadores Inflamatorios (PCR, VSG)

NUT: Ingesta de Nutrientes (Vitaminas, Minerales)

OME: Ingesta de Ácidos Grasos Omega-3

PES: Control de Peso

SDI: Marcadores de Salud Digestiva (Diversidad del Microbioma)

La visualización destaca la importancia relativa que se da a los diferentes factores nutricionales al manejar las afecciones reumáticas a través de la dieta. Un segmento más grande indica un mayor enfoque en ese parámetro específico durante el monitoreo. La distribución equilibrada sugiere un enfoque holístico del manejo dietético, considerando varios factores interconectados que influyen en la inflamación y la salud en general.

Consejos concretos

- Elabore un plan de medicación personal que sincronice los horarios de toma de sus medicamentos con sus comidas para optimizar la tolerancia.
- Experimente con comidas pequeñas y frecuentes a lo largo del día para reducir la carga en su sistema digestivo y mejorar la absorción de nutrientes.
- Prepare "comidas de emergencia" que pueda preparar rápida y fácilmente en caso de efectos secundarios inesperados, como un caldo claro o papilla de avena.
- Desarrolle una estrategia para situaciones sociales de comida, para asegurar el cumplimiento de su dieta también fuera de casa.
- Aproveche los efectos positivos del calor. Caliente ligeramente sus alimentos antes de consumirlos para apoyar la digestión.
- Lleve un diario en el que documente, además de su alimentación, su estado de ánimo, nivel de energía y síntomas, para identificar conexiones.
- Utilice diferentes texturas en sus comidas. Combine alimentos suaves con elementos crujientes para estimular la digestión.
- Confíe en el poder de la visualización. Imagine cómo su alimentación influye positivamente en su salud para fortalecer su motivación.
- Aprenda a entender sus medicamentos y sus posibles efectos secundarios. Hable con su médico o farmacéutico sobre sus riesgos individuales.
- Desarrolle una estrategia individual para la toma de sus medicamentos. Algunos medicamentos se toleran mejor con la comida, otros en ayunas.

Revisión - 5. Medidas de apoyo nutricional

Las medidas de apoyo nutricional juegan un papel decisivo en el manejo de las enfermedades reumáticas y pueden influir significativamente en su calidad de vida. Además de una dieta antiinflamatoria que se centra en alimentos integrales y ricos en nutrientes, hay una serie de otras medidas que puede integrar activamente en su vida diaria para aliviar sus molestias y aumentar su bienestar. Un enfoque holístico es fundamental, que considere el movimiento, la relajación y un estilo de vida saludable.

Comience a integrar el movimiento que respete sus articulaciones en su vida diaria. Actividades como nadar, gimnasia acuática, yoga o tai chi alivian sus articulaciones y al mismo tiempo fortalecen su musculatura. También el entrenamiento de fuerza moderado puede, si se realiza correctamente, estabilizar sus articulaciones y reducir el dolor. Asegúrese de ajustar la intensidad y el tipo de ejercicios a sus necesidades individuales y límites físicos. Busque apoyo profesional de fisioterapeutas o entrenadores especialmente capacitados para desarrollar un programa de entrenamiento seguro y efectivo. Recuerde que incluso pequeñas sesiones de movimiento regulares pueden tener un efecto positivo.

Además del movimiento, técnicas de relajación como la relajación muscular progresiva, el entrenamiento autógeno o ejercicios de atención plena pueden ayudarle a reducir el estrés y mejorar la calidad de su sueño. El estrés afecta negativamente al sistema inmunológico y puede agravar las molestias reumáticas. Encuentre el método de relajación que mejor se adapte a usted e intégralo regularmente en su rutina diaria. Una buena higiene del sueño también contribuye significativamente a su bienestar. Preste atención a un ritmo regular de sueño-vigilia, evite la cafeína, el alcohol y la nicotina antes de dormir y cree un ambiente de sueño relajante.

Otro aspecto importante es el manejo consciente de los productos de consumo y los medicamentos. Reduzca su consumo de azúcar y sal y esté atento a posibles interacciones entre sus medicamentos y su dieta. Hable con su médico sobre sus hábitos alimenticios y la ingesta de suplementos para evitar efectos secundarios no deseados. El ayuno terapéutico puede tener efectos positivos en las enfermedades reumáticas, pero debe realizarse solo bajo supervisión médica. Un monitoreo regular de la dieta, que incluya el control del peso y la revisión de parámetros de laboratorio relevantes, le ayudará a mantener un seguimiento de su estado nutricional y a reaccionar a tiempo ante posibles deficiencias.

La implementación de medidas de apoyo nutricional requiere paciencia, disciplina y una adaptación individual a sus necesidades personales. No se desanime si no todas las medidas surten efecto de inmediato. Concéntrese en pequeños objetivos realistas y celebre sus éxitos. Con un enfoque holístico y el apoyo de profesionales, puede influir activamente en sus molestias reumáticas y mejorar su calidad de vida de manera sostenible.

Ofertas adicionales gratuitas planificadas

Nos complace poder ofrecerle en el futuro materiales complementarios gratuitos para este libro:

- Un capítulo bonus exclusivo con contenido adicional
- Un resumen compacto de todo el libro en formato PDF
- Una versión de radioteatro (En Planificación)

Se prevé que estos materiales se publiquen en 2025.
Le invitamos a visitar nuestro sitio web hoy mismo. Cuando se lance nuestro servicio de boletín (previsto para 2025), podrá registrarse para recibir actualizaciones y no perderse ninguna novedad sobre las ofertas adicionales gratuitas.

www.SaageBooks.com/es/
alimentacion_para_enfermedades_reumaticas-bonus-2IW33N

Estimados lectores,

Nos sentimos profundamente honrados de que hayan dedicado tiempo a leer nuestro libro de principio a fin. Nuestro mayor deseo es proporcionarles ideas valiosas y orientación práctica. Su confianza en nuestro trabajo significa mucho para nosotros. Esperamos que la lectura haya sido enriquecedora para ustedes. Si tienen alguna pregunta o sugerencia, no duden en contactarnos a través de nuestro sitio web.

Si han disfrutado de este libro, agradeceríamos enormemente una reseña honesta. Pueden dejar fácilmente su valoración honesta en la plataforma de venta donde compraron el libro.
¡Gracias por su apoyo!

Bendis Saage

Saage Media GmbH - Equipo

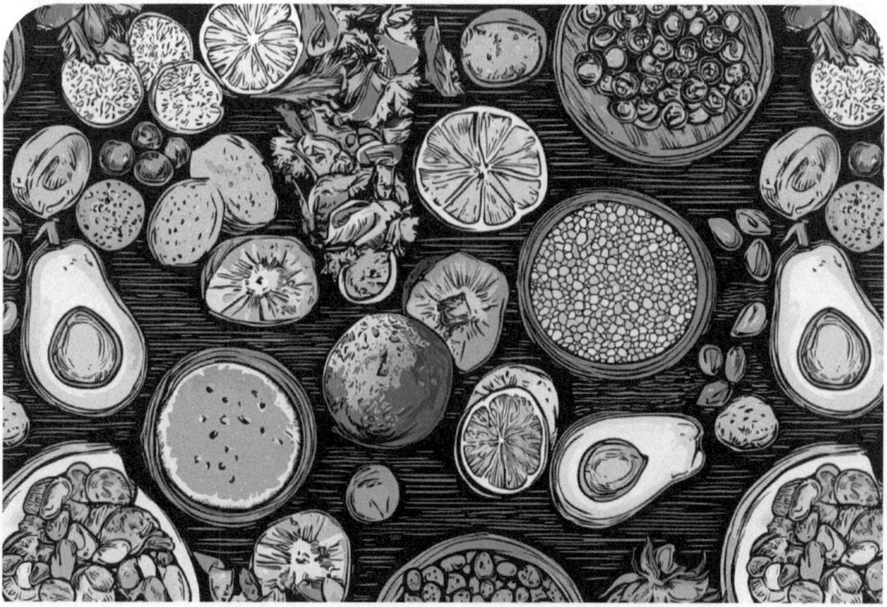

www.SaageBooks.com/es

¡Descubre más! Nuestro sitio web editorial te ofrece una variada selección de libros adicionales. Además de contenido gratuito y materiales exclusivos de bonificación, encontrarás información detallada sobre nuestras obras. Explora nuestra extensa oferta digital y déjate inspirar por experiencias adicionales de lectura.

www.SaageBooks.com/es

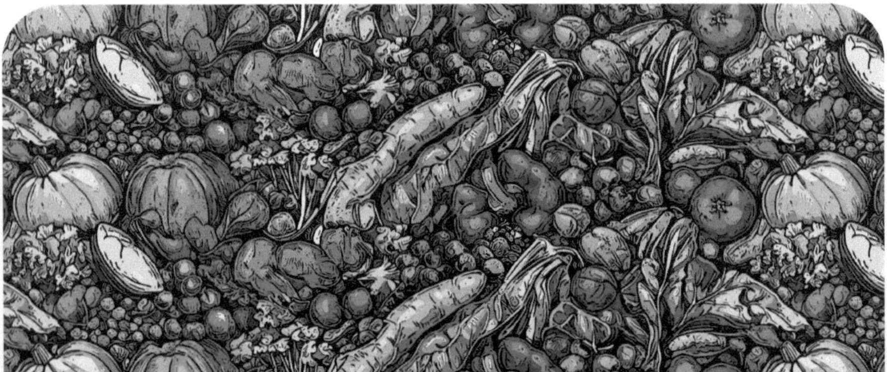

Fuentes

Nuestro sincero agradecimiento a todos los autores de las fuentes científicas y no científicas citadas, a los operadores de los sitios web referenciados y a los creadores de las imágenes, gráficos y estudios utilizados, cuyo valioso trabajo ha contribuido a la creación de este libro.

Para más información, le recomendamos visitar los sitios web de las fuentes.

Si descubre errores de asignación u otras inconsistencias, por favor contáctenos.

Todas las fuentes fueron consultadas por última vez el: 2025-02-19

[s1] - https://pmc.ncbi.nlm.nih.gov/articles/PMC9736780/

Autor:	Christoph Schäfer, Gernot Keyßer	**Título:**	Lifestyle Factors and Their Influence on Rheumatoid Arthritis: A Narrative Review
por:	Department of Internal Medicine II, Medical Faculty, Martin Luther University Halle-Wittenberg	**DOI:**	10.3390/jcm11237179
Fecha:	2022 Dec 2	**Sitio web:**	PMC (PubMed Central)
Editorial:	Journal of Clinical Medicine		

[s2] - https://pmc.ncbi.nlm.nih.gov/articles/PMC10710847/

Autor:	Kartikey V Shekhar, Mrunmayee M Pathak, Gajanan Pisulkar	**Título:**	Diet and Lifestyle Impact on Rheumatoid Arthritis: A Comprehensive Review
por:	Jawaharlal Nehru Medical College, Datta Meghe Institute of Higher Education and Research	**DOI:**	10.7759/cureus.48625
Fecha:	2023 Nov 10	**Sitio web:**	PubMed Central (PMC)
Editorial:	Cureus		

[s3] - https://pmc.ncbi.nlm.nih.gov/articles/PMC11576095/

Autor:	Xiaoping Yu, Haomou Pu, Margaret Voss	**Título:**	Overview of anti-inflammatory diets and their promising effects on non-communicable diseases
DOI:	10.1017/S0007114524001405	**Fecha:**	2024 Oct 16
Sitio web:	PubMed Central (PMC)	**Editorial:**	The British Journal of Nutrition

[s4] - https://pmc.ncbi.nlm.nih.gov/articles/PMC5682732/

Autor:	Shweta Khanna, Kumar Sagar Jaiswal, Bhawna Gupta	**Título:**	Managing Rheumatoid Arthritis with Dietary Interventions
por:	Disease Biology Laboratory, School of Biotechnology, KIIT University, Bhubaneswar, Odisha, India	**DOI:**	10.3389/fnut.2017.00052
Fecha:	2017 Nov 8	**Sitio web:**	PubMed Central (PMC)
Editorial:	Frontiers in Nutrition		

[s5] - https://pmc.ncbi.nlm.nih.gov/articles/PMC7284442/

Autor:	Chiara Gioia, Bruno Lucchino, Maria Grazia Tarsitano, Cristina Iannuccelli, Manuela Di Franco	**Título:**	Dietary Habits and Nutrition in Rheumatoid Arthritis: Can Diet Influence Disease Development and Clinical Manifestations?
por:	Sapienza University of Rome	**DOI:**	10.3390/nu12051456
Fecha:	2020 May 18	**Sitio web:**	PubMed Central (PMC)
Editorial:	Nutrients		

[s6] - https://pmc.ncbi.nlm.nih.gov/articles/PMC8712653/

Autor:	Jacopo Ciaffi, Dmitri Mitselman, Luana Mancarella, Veronica Brusi, Lucia Lisi, Piero Ruscitti, Paola Cipriani, Riccardo Meliconi, Roberto Giacomelli, Claudio Borghi, Francesco Ursini	**Título:**	The Effect of Ketogenic Diet on Inflammatory Arthritis and Cardiovascular Health in Rheumatic Conditions: A Mini Review
por:	Medicine and Rheumatology Unit, Istituto di Ricovero e Cura a Carattere Scientifico (IRCCS), Istituto Ortopedico Rizzoli, Bologna, Italy; Department of Medical and Surgical Sciences, Istituto di Ricovero e Cura a Carattere Scientifico (IRCCS) S. Orsola, University of Bologna, Bologna, Italy; Rheumatology Unit, Department of Biotechnological and Applied Clinical Sciences, University of L'Aquila, L'Aquila, Italy; Department of Biomedical and Neuromotor Sciences (DIBINEM), Alma Mater Studiorum University of Bologna, Bologna, Italy; Unit of Allergology, Immunology, Rheumatology, Department of Medicine, Università Campus Bio-Medico Di Roma, Rome, Italy	**DOI:**	10.3389/fmed.2021.792846
Fecha:	2021 Dec 14	**Sitio web:**	PubMed Central (PMC)
Editorial:	Frontiers in Medicine		

[s7] - https://pmc.ncbi.nlm.nih.gov/articles/PMC8435108/

Autor:	Toan Do, Sarah Diamond, Caitlin Green, Malissa Warren	**Título:**	Nutritional Implications of Patients with Dysautonomia and Hypermobility Syndromes
por:	Oregon Health & Science University, Medical University of South Carolina, National Library of Medicine, National Institutes of Health, Department of Health and Human Services	**DOI:**	10.1007/s13668-021-00373-1
Fecha:	2021 Sep 12	**Sitio web:**	PubMed Central (PMC)
Editorial:	Current Nutrition Reports		

[s8] - https://pmc.ncbi.nlm.nih.gov/articles/PMC7284442/

Autor:	Chiara Gioia, Bruno Lucchino, Maria Grazia Tarsitano, Cristina Iannuccelli, Manuela Di Franco	**Título:**	Dietary Habits and Nutrition in Rheumatoid Arthritis: Can Diet Influence Disease Development and Clinical Manifestations?
por:	Sapienza University of Rome	**DOI:**	10.3390/nu12051456
Fecha:	2020 May 18	**Sitio web:**	PubMed Central (PMC)
Editorial:	Nutrients		

[s9] - https://pmc.ncbi.nlm.nih.gov/articles/PMC5682732/

Autor:	Shweta Khanna, Kumar Sagar Jaiswal, Bhawna Gupta	**Título:**	Managing Rheumatoid Arthritis with Dietary Interventions
por:	Disease Biology Laboratory, School of Biotechnology, KIIT University, Bhubaneswar, Odisha, India	**DOI:**	10.3389/fnut.2017.00052
Fecha:	2017 Nov 8	**Sitio web:**	PubMed Central (PMC)
Editorial:	Frontiers in Nutrition		

[s10] - https://pmc.ncbi.nlm.nih.gov/articles/PMC7284442/

Autor:	Chiara Gioia, Bruno Lucchino, Maria Grazia Tarsitano, Cristina Iannuccelli, Manuela Di Franco	**Título:**	Dietary Habits and Nutrition in Rheumatoid Arthritis: Can Diet Influence Disease Development and Clinical Manifestations?
por:	Sapienza University of Rome	**DOI:**	10.3390/nu12051456
Fecha:	2020 May 18	**Sitio web:**	PubMed Central (PMC)
Editorial:	Nutrients		

[s11] - https://pmc.ncbi.nlm.nih.gov/articles/PMC10300823/

Autor:	Sofia Charneca, Ana Hernando, Patricia Costa-Reis, Catarina Sousa Guerreiro	**Título:**	Beyond Seasoning—The Role of Herbs and Spices in Rheumatic Diseases
DOI:	10.3390/nu15122812	**Fecha:**	2023 Jun 20
Sitio web:	PubMed Central (PMC)	**Editorial:**	Nutrients

[s12] - https://pmc.ncbi.nlm.nih.gov/articles/PMC9654013/

Autor:	Pura Ballester, Begoña Cerdá, Raúl Arcusa, Javier Marhuenda, Karen Yamedjeu, Pilar Zafrilla	**Título:**	Effect of Ginger on Inflammatory Diseases
por:	Nutrition, Oxidative Stress and Bioavailability Group, Degree in Pharmacy, Faculty of Health Sciences, Catholic University of San Antonio de Murcia, 30107 Murcia, Spain	**DOI:**	10.3390/molecules27217223
Fecha:	2022 Oct 25	**Sitio web:**	PubMed Central (PMC)

[s13] - https://pmc.ncbi.nlm.nih.gov/articles/PMC6588481/

Autor:	Haroon Khan, Antoni Sureda, Tarun Belwal, Sümeyra ÇETİNKAYA, İpek SÜNTAR, Silvia Tejada, Hari Prasad Devkota, Hammad Ullah, Michael Aschner	**Título:**	Polyphenols in the treatment of autoimmune diseases
DOI:	10.1016/j.autrev.2019.05.001	**Fecha:**	2019 May 3
Sitio web:	PubMed Central (PMC)		

[s14] - https://pmc.ncbi.nlm.nih.gov/articles/PMC3150191/

Autor:	Jörg Jerosch	**Título:**	Effects of Glucosamine and Chondroitin Sulfate on Cartilage Metabolism in OA: Outlook on Other Nutrient Partners Especially Omega-3 Fatty Acids
DOI:	10.1155/2011/969012	**Fecha:**	2011 Aug 2
Sitio web:	PubMed Central (PMC)	**Editorial:**	International Journal of Rheumatology

[s15] - https://pmc.ncbi.nlm.nih.gov/articles/PMC3011108/

Autor:	Joseph C Maroon, Jeffrey W Bost, Adara Maroon	**Título:**	Natural anti-inflammatory agents for pain relief
por:	University of Pittsburgh Medical Center; Vanderbilt University	**DOI:**	10.4103/2152-7806.73804
Fecha:	2010 Dec 13	**Sitio web:**	PubMed Central (PMC)
Editorial:	Surgical Neurology International		

[s16] - https://pmc.ncbi.nlm.nih.gov/articles/PMC10710847/

Autor:	Kartikey V Shekhar, Mrunmayee M Pathak, Gajanan Pisulkar	**Título:**	Diet and Lifestyle Impact on Rheumatoid Arthritis: A Comprehensive Review
por:	Jawaharlal Nehru Medical College, Datta Meghe Institute of Higher Education and Research, Wardha, IND	**DOI:**	10.7759/cureus.48625
Fecha:	2023 Nov 10	**Sitio web:**	PubMed Central (PMC)
Editorial:	Cureus		

[s17] - https://pmc.ncbi.nlm.nih.gov/articles/PMC7284442/

Autor:	Chiara Gioia, Bruno Lucchino, Maria Grazia Tarsitano, Cristina Iannuccelli, Manuela Di Franco	**Título:**	Dietary Habits and Nutrition in Rheumatoid Arthritis: Can Diet Influence Disease Development and Clinical Manifestations?
por:	Sapienza University of Rome	**DOI:**	10.3390/nu12051456
Fecha:	2020 May 18	**Sitio web:**	PubMed Central (PMC)
Editorial:	Nutrients		

[s18] - https://pmc.ncbi.nlm.nih.gov/articles/PMC8878187/

Autor:	Maurizio Cutolo, Elena Nikiphorou	**Título:**	Nutrition and Diet in Rheumatoid Arthritis
DOI:	10.3390/nu14040888	**Fecha:**	2022 Feb 19
Sitio web:	PubMed Central (PMC)	**Editorial:**	Nutrients

[s19] - https://pmc.ncbi.nlm.nih.gov/articles/PMC8779769/

Autor:	Saikat Mitra, Shyamjit Paul, Sumon Roy, Hriday Sutradhar, Talha Bin Emran, Firzan Nainu, Mayeen Uddin Khandaker, Mohammed Almalki, Polrat Wilairatana, Mohammad S Mubarak	**Título:**	Exploring the Immune-Boosting Functions of Vitamins and Minerals as Nutritional Food Bioactive Compounds: A Comprehensive Review
DOI:	10.3390/molecules27020555	**Fecha:**	2022 Jan 16
Sitio web:	PubMed Central (PMC)	**Editorial:**	Molecules

[s20] - https://pmc.ncbi.nlm.nih.gov/articles/PMC7284442/

Autor:	Chiara Gioia, Bruno Lucchino, Maria Grazia Tarsitano, Cristina Iannuccelli, Manuela Di Franco	**Título:**	Dietary Habits and Nutrition in Rheumatoid Arthritis: Can Diet Influence Disease Development and Clinical Manifestations?
por:	Sapienza University of Rome	**DOI:**	10.3390/nu12051456
Fecha:	2020 May 18	**Sitio web:**	PubMed Central (PMC)
Editorial:	Nutrients		

[s21] - https://pmc.ncbi.nlm.nih.gov/articles/PMC3150191/

Autor:	Jörg Jerosch	**Título:**	Effects of Glucosamine and Chondroitin Sulfate on Cartilage Metabolism in OA: Outlook on Other Nutrient Partners Especially Omega-3 Fatty Acids
por:	Department of Orthopedics, Trauma Surgery and Sports Medicine, Johanna-Etienne Hospital, 41462 Neuss, Germany	**DOI:**	10.1155/2011/969012
Fecha:	2011 Aug 2	**Sitio web:**	PubMed Central (PMC)
Editorial:	International Journal of Rheumatology		

[s22] - https://pmc.ncbi.nlm.nih.gov/articles/PMC9025331/

Autor:	Sylvain Mathieu, Martin Soubrier, Cedric Peirs, Laurent-Emmanuel Monfoulet, Yves Boirie, Anne Tournadre	**Título:**	A Meta-Analysis of the Impact of Nutritional Supplementation on Osteoarthritis Symptoms
por:	Service de Rhumatologie, Centre Hospitalier Universitaire Gabriel Montpied; Neuro-Dol, Inserm, CHU Clermont-Ferrand, Université Clermont Auvergne; CRNH Auvergne, Unité de Nutrition Humaine, INRAE, Université Clermont Auvergne; Service de Nutrition Clinique, CHU Gabriel Montpied	**DOI:**	10.3390/nu14081607
Fecha:	2022 Apr 12	**Sitio web:**	PubMed Central (PMC)
Editorial:	Nutrients		

[s23] - https://pmc.ncbi.nlm.nih.gov/articles/PMC5682732/

Autor:	Shweta Khanna, Kumar Sagar Jaiswal, Bhawna Gupta	**Título:**	Managing Rheumatoid Arthritis with Dietary Interventions
por:	Disease Biology Laboratory, School of Biotechnology, KIIT University, Bhubaneswar, Odisha, India	**DOI:**	10.3389/fnut.2017.00052
Fecha:	2017 Nov 8	**Sitio web:**	PubMed Central (PMC)
Editorial:	Frontiers in Nutrition		

[s24] - https://www.ncbi.nlm.nih.gov/books/NBK493173/

Autor:	Roma Pahwa, Amandeep Goyal, Ishwarlal Jialal	**Título:**	Chronic Inflammation
por:	StatPearls Publishing	**Fecha:**	2023/08/07
Sitio web:	NCBI Bookshelf	**Editorial:**	StatPearls Publishing

[s25] - https://pmc.ncbi.nlm.nih.gov/articles/PMC9650935/

Autor:	Tanvi Banait, Anil Wanjari, Vedika Danade, Shashank Banait, Jyoti Jain	**Título:**	Role of High-Sensitivity C-reactive Protein (Hs-CRP) in Non-communicable Diseases: A Review
por:	Jawaharlal Nehru Medical College, Datta Meghe Institute of Medical Sciences; Mahatma Gandhi Institute of Medical Sciences	**DOI:**	10.7759/cureus.30225
Fecha:	2022 Oct 12	**Sitio web:**	PMC (PubMed Central)
Editorial:	Cureus		

[s26] - https://pmc.ncbi.nlm.nih.gov/articles/PMC10773664/

Autor:	Tariq Aziz, Nageen Hussain, Zunaira Hameed, Lin Lin	**Título:**	Elucidating the role of diet in maintaining gut health to reduce the risk of obesity, cardiovascular and other age-related inflammatory diseases: recent challenges and future recommendations
DOI:	10.1080/19490976.2023.2297864	**Fecha:**	2024 Jan 4
Sitio web:	PubMed Central (PMC)	**Editorial:**	Gut Microbes

[s27] - https://pmc.ncbi.nlm.nih.gov/articles/PMC10343808/

Autor:	Tariq Aziz, Ayaz Ali Khan, Athina Tzora, Chrysoula (Chrysa) Voidarou, Ioannis Skoufos	**Título:**	Dietary Implications of the Bidirectional Relationship between the Gut Microflora and Inflammatory Diseases with Special Emphasis on Irritable Bowel Disease: Current and Future Perspective
por:	University of Ioannina; University of Malakand	**DOI:**	10.3390/nu15132956
Fecha:	2023 Jun 29	**Sitio web:**	PubMed Central (PMC)
Editorial:	MDPI		

[s28] - https://pmc.ncbi.nlm.nih.gov/articles/PMC3623013/

Autor:	Heather K Vincent, Kendrick Heywood, Jacob Connelley, Robert W Hurley	**Título:**	Weight Loss and Obesity in the Treatment and Prevention of Osteoarthritis
por:	University of Florida	**DOI:**	10.1016/j.pmrj.2012.01.005
Fecha:	2012 May	**Sitio web:**	PubMed Central (PMC)

[s29] - https://pmc.ncbi.nlm.nih.gov/articles/PMC1483173/
Autor: Steven E Shoelson; Jongsoon Lee; Allison B Goldfine
Título: Inflammation and insulin resistance
por: Joslin Diabetes Center and Department of Medicine, Harvard Medical School, Boston, Massachusetts, USA.
DOI: 10.1172/JCI29069
Fecha: 2006 Jul 3
Sitio web: PubMed Central (PMC)
Editorial: Journal of Clinical Investigation

[s30] - https://pmc.ncbi.nlm.nih.gov/articles/PMC3372428/
Autor: Margarethe M Bosma-den Boer, Marie-Louise van Wetten, Leo Pruimboom
Título: Chronic inflammatory diseases are stimulated by current lifestyle: how diet, stress levels and medication prevent our body from recovering
por: PubMed Central (PMC)
DOI: 10.1186/1743-7075-9-32
Fecha: 2012 Apr 17
Sitio web: pmc.ncbi.nlm.nih.gov
Editorial: Nutrition & Metabolism

[s31] - https://pmc.ncbi.nlm.nih.gov/articles/PMC7188661/
Autor: Débora da Luz Scheffer, Alexandra Latini
Título: Exercise-induced immune system response: Anti-inflammatory status on peripheral and central organs
DOI: 10.1016/j.bbadis.2020.165823
Fecha: 2020 Apr 29
Sitio web: PubMed Central (PMC)
Editorial: Biochimica et Biophysica Acta. Molecular Basis of Disease

---

[s32] - https://pmc.ncbi.nlm.nih.gov/articles/PMC10710847/
Autor: Kartikey V Shekhar; Mrunmayee M Pathak; Gajanan Pisulkar
Título: Diet and Lifestyle Impact on Rheumatoid Arthritis: A Comprehensive Review
por: Jawaharlal Nehru Medical College, Datta Meghe Institute of Higher Education and Research
DOI: 10.7759/cureus.48625
Fecha: 2023 Nov 10
Sitio web: PubMed Central (PMC)
Editorial: Cureus

[s33] - https://pmc.ncbi.nlm.nih.gov/articles/PMC8620243/
Autor: Camilla Barbero Mazzucca, Davide Raineri, Giuseppe Cappellano, Annalisa Chiocchetti
Título: How to Tackle the Relationship between Autoimmune Diseases and Diet: Well Begun Is Half-Done
por: Università del Piemonte Orientale
DOI: 10.3390/nu13113956
Fecha: 2021 Nov 5
Sitio web: PubMed Central (PMC)
Editorial: MDPI

[s34] - https://pmc.ncbi.nlm.nih.gov/articles/PMC7284442/
Autor: Chiara Gioia, Bruno Lucchino, Maria Grazia Tarsitano, Cristina Iannuccelli, Manuela Di Franco
Título: Dietary Habits and Nutrition in Rheumatoid Arthritis: Can Diet Influence Disease Development and Clinical Manifestations?
por: Sapienza University of Rome
DOI: 10.3390/nu12051456
Fecha: 2020 May 18
Sitio web: PubMed Central (PMC)

[s35] - https://pmc.ncbi.nlm.nih.gov/articles/PMC8878187/
Autor: Maurizio Cutolo, Elena Nikiphorou **Título:** Nutrition and Diet in Rheumatoid Arthritis
DOI: 10.3390/nu14040888 **Fecha:** 2022 Feb 19
Sitio web: PubMed Central (PMC) **Editorial:** Nutrients

[s36] - https://pmc.ncbi.nlm.nih.gov/articles/PMC7362115/
Autor: Ifigenia Kostoglou-Athanassiou, Lambros Athanassiou, Panagiotis Athanassiou **Título:** The Effect of Omega-3 Fatty Acids on Rheumatoid Arthritis
DOI: 10.31138/mjr.31.2.190 **Fecha:** 2020 Jun 30
Sitio web: PubMed Central (PMC) **Editorial:** Mediterranean Journal of Rheumatology

[s37] - https://pmc.ncbi.nlm.nih.gov/articles/PMC7284442/
Autor: Chiara Gioia, Bruno Lucchino, Maria Grazia Tarsitano, Cristina Iannuccelli, Manuela Di Franco **Título:** Dietary Habits and Nutrition in Rheumatoid Arthritis: Can Diet Influence Disease Development and Clinical Manifestations?
por: Sapienza University of Rome **DOI:** 10.3390/nu12051456
Fecha: 2020 May 18 **Sitio web:** PubMed Central (PMC)
Editorial: Nutrients

[s38] - https://pmc.ncbi.nlm.nih.gov/articles/PMC9736780/
Autor: Christoph Schäfer, Gernot Keyßer **Título:** Lifestyle Factors and Their Influence on Rheumatoid Arthritis: A Narrative Review
por: Martin Luther University Halle-Wittenberg **DOI:** 10.3390/jcm11237179
Fecha: 2022 Dec 2 **Sitio web:** PubMed Central (PMC)
Editorial: Journal of Clinical Medicine

[s39] - https://pmc.ncbi.nlm.nih.gov/articles/PMC7284442/
Autor: Chiara Gioia, Bruno Lucchino, Maria Grazia Tarsitano, Cristina Iannuccelli, Manuela Di Franco **Título:** Dietary Habits and Nutrition in Rheumatoid Arthritis: Can Diet Influence Disease Development and Clinical Manifestations?
por: Sapienza University of Rome **DOI:** 10.3390/nu12051456
Fecha: 2020 May 18 **Sitio web:** PubMed Central (PMC)
Editorial: Nutrients

[s40] - https://dx.doi.org/10.3390/nu14040888
Autor: Maurizio Cutolo, Elena Nikiphorou **Título:** Nutrition and Diet in Rheumatoid Arthritis
por: Multidisciplinary Digital Publishing Institute **DOI:** 10.3390/nu14040888
Fecha: 2022-02-19 **Sitio web:** MDPI
Editorial: Multidisciplinary Digital Publishing Institute

[s41] - https://www.ncbi.nlm.nih.gov/pmc/articles/PMC9025922/
Autor: Camilla Barbero Mazzucca, Lorenza Scotti, Giuseppe Cappellano, Francesco Barone-Adesi, Annalisa Chiocchetti **Título:** Nutrition and Rheumatoid Arthritis Onset: A Prospective Analysis Using the UK Biobank
DOI: 10.3390/nu14081554 **Fecha:** 2022 Apr 8
Sitio web: PubMed Central (PMC) **Editorial:** Nutrients

[s42] - https://pmc.ncbi.nlm.nih.gov/articles/PMC10710847/

Autor:	Kartikey V Shekhar, Mrunmayee M Pathak, Gajanan Pisulkar	**Título:**	Diet and Lifestyle Impact on Rheumatoid Arthritis: A Comprehensive Review
por:	Jawaharlal Nehru Medical College, Datta Meghe Institute of Higher Education and Research	**DOI:**	10.7759/cureus.48625
Fecha:	2023 Nov 10	**Sitio web:**	PubMed Central (PMC)
Editorial:	Cureus		

[s43] - https://pmc.ncbi.nlm.nih.gov/articles/PMC5682732/

Autor:	Shweta Khanna, Kumar Sagar Jaiswal, Bhawna Gupta	**Título:**	Managing Rheumatoid Arthritis with Dietary Interventions
por:	Disease Biology Laboratory, School of Biotechnology, KIIT University, Bhubaneswar, Odisha, India	**DOI:**	10.3389/fnut.2017.00052
Fecha:	2017 Nov 8	**Sitio web:**	PubMed Central (PMC)
Editorial:	Frontiers in Nutrition		

[s44] - https://pmc.ncbi.nlm.nih.gov/articles/PMC6836071/

Autor:	Julian Häger, Holger Bang, Melanie Hagen, Michael Frech, Pascal Träger, Maria V Sokolova, Ulrike Steffen, Koray Tascilar, Kerstin Sarter, Georg Schett, Jürgen Rech, Mario M Zaiss	**Título:**	The Role of Dietary Fiber in Rheumatoid Arthritis Patients: A Feasibility Study
por:	Friedrich-Alexander University (FAU) Erlangen-Nürnberg and Universitä tsklinikum Erlangen; Melio.Care GmbH	**DOI:**	10.3390/nu11102392
Fecha:	2019 Oct 7	**Sitio web:**	PubMed Central (PMC)
Editorial:	Nutrients		

[s45] - https://pmc.ncbi.nlm.nih.gov/articles/PMC9180920/

Autor:	Maria Cuevas-Cervera, Jose Javier Perez-Montilla, Ana Gonzalez-Muñ oz, Maria Carmen Garcia-Rios, Santiago Navarro-Ledesma	**Título:**	The Effectiveness of Intermittent Fasting, Time Restricted Feeding, Caloric Restriction, a Ketogenic Diet and the Mediterranean Diet as Part of the Treatment Plan to Improve Health and Chronic Musculoskeletal Pain: A Systematic Review
por:	University of Granada; Clínica Ana González	**DOI:**	10.3390/ijerph19116698
Fecha:	2022 May 30	**Sitio web:**	PubMed Central (PMC)
Editorial:	International Journal of Environmental Research and Public Health		

[s46] - https://pmc.ncbi.nlm.nih.gov/articles/PMC9177623/

Autor:	Samantha C Truman, Michael D Wirth, Swann Arp Adams, Gabrielle M Turner-McGrievy, Kelly E Reiss, James R Hébert	**Título:**	Meal Timing, Distribution of Macronutrients, and Inflammation among African-American Women: A Cross-Sectional Study
por:	University of South Carolina	**DOI:**	10.1080/07420528.2022.2053702
Fecha:	2022 Apr 5	**Sitio web:**	PubMed Central (PMC)
Editorial:	Taylor & Francis		

[s47] - https://pmc.ncbi.nlm.nih.gov/articles/PMC3150191/

Autor:	Jörg Jerosch	**Título:**	Effects of Glucosamine and Chondroitin Sulfate on Cartilage Metabolism in OA: Outlook on Other Nutrient Partners Especially Omega-3 Fatty Acids
DOI:	10.1155/2011/969012	**Fecha:**	2011 Aug 2
Sitio web:	PubMed Central (PMC)	**Editorial:**	International Journal of Rheumatology

[s48] - https://pmc.ncbi.nlm.nih.gov/articles/PMC7284442/

Autor:	Chiara Gioia, Bruno Lucchino, Maria Grazia Tarsitano, Cristina Iannuccelli, Manuela Di Franco	**Título:**	Dietary Habits and Nutrition in Rheumatoid Arthritis: Can Diet Influence Disease Development and Clinical Manifestations?
por:	Sapienza University of Rome	**DOI:**	10.3390/nu12051456
Fecha:	2020 May 18	**Sitio web:**	PubMed Central (PMC)
Editorial:	Nutrients		

[s49] - https://dx.doi.org/10.1186/s13075-022-02781-2

Autor:	Johanna Sigaux, Sylvain Mathieu, Yann Nguyen, Pauline Sanchez, Jean-Guillaume Letarouilly, Martin Soubrier, Sébastien Czernichow, René -Marc Flipo, Jérémie Sellam, Claire Daïen	**Título:**	Impact of type and dose of oral polyunsaturated fatty acid supplementation on disease activity in inflammatory rheumatic diseases: a systematic literature review and meta-analysis
por:	BioMed Central	**DOI:**	10.1186/s13075-022-02781-2
Fecha:	2022-05-07	**Sitio web:**	Arthritis Research & Therapy
Editorial:	BioMed Central		

[s50] - https://pmc.ncbi.nlm.nih.gov/articles/PMC5682732/

Autor:	Shweta Khanna, Kumar Sagar Jaiswal, Bhawna Gupta	**Título:**	Managing Rheumatoid Arthritis with Dietary Interventions
por:	KIIT University	**DOI:**	10.3389/fnut.2017.00052
Fecha:	2017 Nov 8	**Sitio web:**	PubMed Central (PMC)
Editorial:	Frontiers in Nutrition		

[s51] - https://pmc.ncbi.nlm.nih.gov/articles/PMC10300823/

Autor:	Sofia Charneca, Ana Hernando, Patrí cia Costa-Reis, Catarina Sousa Guerreiro	**Título:**	Beyond Seasoning—The Role of Herbs and Spices in Rheumatic Diseases
por:	Laboratório de Nutrição, Faculdade de Medicina, Universidade de Lisboa	**DOI:**	10.3390/nu15122812
Fecha:	2023 Jun 20	**Sitio web:**	PubMed Central (PMC)
Editorial:	Nutrients		

[s52] - https://www.ncbi.nlm.nih.gov/pmc/articles/PMC9025331/

Autor:	Sylvain Mathieu, Martin Soubrier, Cedric Peirs, Laurent-Emmanuel Monfoulet, Yves Boirie, Anne Tournadre	**Título:**	A Meta-Analysis of the Impact of Nutritional Supplementation on Osteoarthritis Symptoms
por:	Service de Rhumatologie, Centre Hospitalier Universitaire Gabriel Montpied, Neuro-Dol, Inserm, CHU Clermont-Ferrand, Université Clermont Auvergne, CRNH Auvergne, Unité de Nutrition Humaine, INRAE, Service de Nutrition Clinique, CHU Gabriel Montpied	**DOI:**	10.3390/nu14081607
Fecha:	2022 Apr 12	**Sitio web:**	PubMed Central (PMC)
Editorial:	Nutrients		

[s53] - https://pmc.ncbi.nlm.nih.gov/articles/PMC8712653/

Autor:	Jacopo Ciaffi, Dmitri Mitselman, Luana Mancarella, Veronica Brusi, Lucia Lisi, Piero Ruscitti, Paola Cipriani, Riccardo Meliconi, Roberto Giacomelli, Claudio Borghi, Francesco Ursini	**Título:**	The Effect of Ketogenic Diet on Inflammatory Arthritis and Cardiovascular Health in Rheumatic Conditions: A Mini Review
DOI:	10.3389/fmed.2021.792846	**Fecha:**	2021 Dec 14
Sitio web:	PubMed Central (PMC)	**Editorial:**	Frontiers in Medicine

[s54] - https://pmc.ncbi.nlm.nih.gov/articles/PMC4238740/

Autor:	H Bliddal, A R Leeds, R Christensen	**Título:**	Osteoarthritis, obesity and weight loss: evidence, hypotheses and horizons – a scoping review
por:	National Center for Biotechnology Information (NCBI)	**DOI:**	10.1111/obr.12173
Fecha:	2014 Apr 22	**Sitio web:**	PMC (PubMed Central)
Editorial:	Obesity Reviews		

[s55] - https://pmc.ncbi.nlm.nih.gov/articles/PMC6142028/

Autor:	Marta Skoczyńska, Jerzy Świerkot	**Título:**	The role of diet in rheumatoid arthritis
DOI:	10.5114/reum.2018.77979	**Fecha:**	2018 Aug 31
Sitio web:	PubMed Central (PMC)		

[s56] - https://pmc.ncbi.nlm.nih.gov/articles/PMC3150191/

Autor:	Jörg Jerosch	**Título:**	Effects of Glucosamine and Chondroitin Sulfate on Cartilage Metabolism in OA: Outlook on Other Nutrient Partners Especially Omega-3 Fatty Acids
por:	Department of Orthopedics, Trauma Surgery and Sports Medicine, Johanna-Etienne Hospital, 41462 Neuss, Germany	**DOI:**	10.1155/2011/969012
Fecha:	2011 Aug 2	**Sitio web:**	PubMed Central (PMC)
Editorial:	International Journal of Rheumatology		

[s57] - https://pmc.ncbi.nlm.nih.gov/articles/PMC7693548/

Autor:	Meltem Vural, Benoit Gilbert, Işıl Ü stün, Sibel Caglar, Axel Finckh	**Título:**	Mini-Review: Human Microbiome and Rheumatic Diseases
DOI:	10.3389/fcimb.2020.491160	**Fecha:**	2020 Nov 10
Sitio web:	PubMed Central (PMC)	**Editorial:**	Frontiers in Cellular and Infection Microbiology

[s58] - https://pmc.ncbi.nlm.nih.gov/articles/PMC10471880/

Autor:	Ennio Lubrano, Silvia Scriffignano, Kurt de Vlam, Mario Ronga, Fabio Massimo Perrotta, Rik Lories	**Título:**	Triple jump for the optimal management of psoriatic arthritis: diet, sleep and exercise – a review
DOI:	10.1136/rmdopen-2023-003339	**Fecha:**	2023 Aug 30
Sitio web:	PubMed Central (PMC)	**Editorial:**	RMD Open

[s59] - https://pmc.ncbi.nlm.nih.gov/articles/PMC9824311/

Autor:	Ioanna Alexandropoulou, Maria G Grammatikopoulou, Kalliopi K Gkouskou, Agathi A Pritsa, Tonia Vassilakou, Eirini Rigopoulou, Helen M Lindqvist, Dimitrios P Bogdanos	**Título:**	Ceramides in Autoimmune Rheumatic Diseases: Existing Evidence and Therapeutic Considerations for Diet as an Anticeramide Treatment
DOI:	10.3390/nu15010229	**Fecha:**	2023 Jan 2
Sitio web:	PubMed Central (PMC)	**Editorial:**	Nutrients

[s60] - https://pmc.ncbi.nlm.nih.gov/articles/PMC8712653/

Autor:	Jacopo Ciaffi, Dmitri Mitselman, Luana Mancarella, Veronica Brusi, Lucia Lisi, Piero Ruscitti, Paola Cipriani, Riccardo Meliconi, Roberto Giacomelli, Claudio Borghi, Francesco Ursini	**Título:**	The Effect of Ketogenic Diet on Inflammatory Arthritis and Cardiovascular Health in Rheumatic Conditions: A Mini Review
DOI:	10.3389/fmed.2021.792846	**Fecha:**	2021 Dec 14
Sitio web:	PubMed Central (PMC)	**Editorial:**	Frontiers in Medicine

[s61] - https://pmc.ncbi.nlm.nih.gov/articles/PMC8539185/

Autor:	Simona Gabriela Bungau, Tapan Behl, Anuja Singh, Aayush Sehgal, Sukhbir Singh, Sridevi Chigurupati, Shantini Vijayabalan, Suprava Das, Vasanth Raj Palanimuthu	**Título:**	Targeting Probiotics in Rheumatoid Arthritis
DOI:	10.3390/nu13103376	**Fecha:**	2021 Sep 26
Sitio web:	PubMed Central (PMC)	**Editorial:**	Nutrients

[s62] - https://pmc.ncbi.nlm.nih.gov/articles/PMC7400845/

Autor:	Priyanka Jadhav, Yan Jiang, Karolin Jarr, Cosima Layton, Judith F Ashouri, Sidhartha R Sinha	**Título:**	Efficacy of Dietary Supplements in Inflammatory Bowel Disease and Related Autoimmune Diseases
DOI:	10.3390/nu12072156	**Fecha:**	2020 Jul 20
Sitio web:	PubMed Central (PMC)	**Editorial:**	Nutrients

[s63] - https://pmc.ncbi.nlm.nih.gov/articles/PMC9541512/

Autor:	Maria L Musumeci, Maria R Nasca, Simona Boscaglia, Giuseppe Micali	**Título:**	The role of lifestyle and nutrition in psoriasis: Current status of knowledge and interventions
por:	University of Catania	**DOI:**	10.1111/dth.15685
Fecha:	2022 Jul 18	**Sitio web:**	PubMed Central (PMC)
Editorial:	Dermatologic Therapy		

[s64] - https://pmc.ncbi.nlm.nih.gov/articles/PMC8951113/
Autor: Stefan Lucian Popa, Dinu Iuliu Dumitrascu, Vlad Dumitru Brata, Traian Adrian Duse, Maria Delia Florea, Abdulrahman Ismaiel, Laura Mirela Muntean, Simona Grad
Título: Nutrition in Spondyloarthritis and Related Immune-Mediated Disorders
por: Iuliu Hatieganu University of Medicine and Pharmacy, National Library of Medicine
DOI: 10.3390/nu14061278
Fecha: 2022 Mar 17
Sitio web: PubMed Central (PMC)
Editorial: MDPI

[s65] - https://pmc.ncbi.nlm.nih.gov/articles/PMC8951113/
Autor: Stefan Lucian Popa, Dinu Iuliu Dumitrascu, Vlad Dumitru Brata, Traian Adrian Duse, Maria Delia Florea, Abdulrahman Ismaiel, Laura Mirela Muntean, Simona Grad
Título: Nutrition in Spondyloarthritis and Related Immune-Mediated Disorders
por: "Iuliu Hatieganu" University of Medicine and Pharmacy, National Library of Medicine
DOI: 10.3390/nu14061278
Fecha: 2022 Mar 17
Sitio web: PubMed Central (PMC)
Editorial: Nutrients

[s66] - https://www.ncbi.nlm.nih.gov/pmc/articles/PMC10218217/
Autor: Petros C Dinas, Rikke Helene Moe, Carina Boström, Rena I Kosti, George D Kitas, George S Metsios, on behalf of the students of module 5104 (Introduction to Systematic Reviews)
Título: Combined Effects of Diet and Physical Activity on Inflammatory Joint Disease: A Systematic Review and Meta-Analysis
por: University of Thessaly; National Resource Centre for Rehabilitation in Rheumatology, Department of Rheumatology, Diakonhjemmet Hospital; Karolinska Institutet; Dudley Group of Hospitals NHS Foundation Trust, Department of Rheumatology, Russells Hall Hospital; School of Sport, Exercise and Rehabilitation Sciences, University of Birmingham
DOI: 10.3390/healthcare11101427
Fecha: 2023 May 15
Sitio web: PubMed Central (PMC)
Editorial: Healthcare

[s67] - https://pmc.ncbi.nlm.nih.gov/articles/PMC9143911/
Autor: Stylianos Tomaras, Gernot Keyßer, Eugen Feist
Título: Curcumin: Useful add-on for Rheumatic Diseases?
DOI: 10.3390/jcm11102908
Fecha: 2022 May 20
Sitio web: PubMed Central (PMC)
Editorial: Journal of Clinical Medicine

[s68] - https://pmc.ncbi.nlm.nih.gov/articles/PMC8341538/

Autor:	Hiroto Minamino, Masao Katsushima, Motomu Hashimoto, Yoshihito Fujita, Mie Torii, Kaori Ikeda, Nozomi Isomura, Yasuo Oguri, Wataru Yamamoto, Ryu Watanabe, Kosaku Murakami, Koichi Murata, Kohei Nishitani, Masao Tanaka, Hiromu Ito, Miyabi Uda, Kazuko Nin, Hidenori Arai, Shuichi Matsuda, Akio Morinobu, Nobuya Inagaki	**Título:**	Influence of dietary habits on depression among patients with rheumatoid arthritis: A cross-sectional study using KURAMA cohort database
DOI:	10.1371/journal.pone.0255526	**Fecha:**	2021 Aug 5
Sitio web:	PubMed Central (PMC)	**Editorial:**	PLoS ONE

[s69] - https://www.mdpi.com/2072-6643/15/1/95

Autor:	Christina Heidt, Ulrike Kämmerer, Thorsten Marquardt, Monika Reuss-Borst	**Título:**	Nutrition Patterns and Their Gender Differences among Rheumatoid Arthritis Patients: A Descriptive Study
por:	Multidisciplinary Digital Publishing Institute	**DOI:**	10.3390/nu15010095
Fecha:	2022-12-24	**Sitio web:**	MDPI
Editorial:	Multidisciplinary Digital Publishing Institute		

[s70] - https://www.mdpi.com/2072-6643/15/3/676

Autor:	Panos Papandreou, Aristea Gioxari, Efstratia Daskalou, Maria G. Grammatikopoulou, Maria Skouroliakou, Dimitrios P. Bogdanos	**Título:**	Mediterranean Diet and Physical Activity Nudges versus Usual Care in Women with Rheumatoid Arthritis: Results from the MADEIRA Randomized Controlled Trial
por:	Multidisciplinary Digital Publishing Institute	**DOI:**	10.3390/nu15030676
Fecha:	2023-01-28	**Editorial:**	Multidisciplinary Digital Publishing Institute

[s71] - https://pmc.ncbi.nlm.nih.gov/articles/PMC9126839/

Autor:	Tala Raad, Elena George, Anne Griffin, Louise Larkin, Alexander Fraser, Norelee Kennedy, Audrey Tierney	**Título:**	A randomised controlled trial of a Mediterranean Dietary Intervention for Adults with Rheumatoid Arthritis (MEDRA): Study protocol
por:	University of Limerick, Deakin University, University Hospital Limerick, La Trobe University	**DOI:**	10.1016/j.conctc.2022.100919
Fecha:	2022 May 3	**Sitio web:**	PMC
Editorial:	Contemporary Clinical Trials Communications		

[s72] - https://pmc.ncbi.nlm.nih.gov/articles/PMC10588234/

Autor:	Naima Hagström, Elin Lövestam, Afsaneh Koochek, Lillemor Berntson	**Título:**	A qualitative evaluation of the specific carbohydrate diet for juvenile idiopathic arthritis based on children's and parents' experiences
por:	Department of Women's and Children's Health, Uppsala University, Uppsala, Sweden; Department of Food Studies, Nutrition and Dietetics, Uppsala University, Uppsala, Sweden	**DOI:**	10.1186/s12969-023-00914-8
Fecha:	2023 Oct 19	**Sitio web:**	PubMed Central (PMC)
Editorial:	Pediatric Rheumatology Online Journal		

[s73] - https://pmc.ncbi.nlm.nih.gov/articles/PMC5682732/

Autor:	Shweta Khanna, Kumar Sagar Jaiswal, Bhawna Gupta	**Título:**	Managing Rheumatoid Arthritis with Dietary Interventions
por:	Disease Biology Laboratory, School of Biotechnology, KIIT University, Bhubaneswar, Odisha, India	**DOI:**	10.3389/fnut.2017.00052
Fecha:	2017 Nov 8	**Sitio web:**	PubMed Central (PMC)
Editorial:	Frontiers in Nutrition		

[s74] - https://pmc.ncbi.nlm.nih.gov/articles/PMC9126839/

Autor:	Tala Raad, Elena George, Anne Griffin, Louise Larkin, Alexander Fraser, Norelee Kennedy, Audrey Tierney	**Título:**	A randomised controlled trial of a Mediterranean Dietary Intervention for Adults with Rheumatoid Arthritis (MEDRA): Study protocol
por:	University of Limerick, Deakin University, University Hospital Limerick, La Trobe University, National Library of Medicine (footer)	**DOI:**	10.1016/j.conctc.2022.100919
Fecha:	2022 May 3	**Sitio web:**	PMC (PubMed Central)

[s75] - https://pmc.ncbi.nlm.nih.gov/articles/PMC9126839/

Autor:	Tala Raad, Elena George, Anne Griffin, Louise Larkin, Alexander Fraser, Norelee Kennedy, Audrey Tierney	**Título:**	A randomised controlled trial of a Mediterranean Dietary Intervention for Adults with Rheumatoid Arthritis (MEDRA): Study protocol
por:	University of Limerick, Deakin University, University Hospital Limerick, La Trobe University	**DOI:**	10.1016/j.conctc.2022.100919
Fecha:	2022 May 3	**Sitio web:**	PubMed Central (PMC)

[s76] - https://pmc.ncbi.nlm.nih.gov/articles/PMC6997513/

Autor:	Marta F Bustamante, Meritxall Agustí n-Perez, Francesca Cedola, Roxana Coras, Rekha Narasimhan, Shahrokh Golshan, Monica Guma	**Título:**	Design of an anti-inflammatory diet (ITIS diet) for patients with rheumatoid arthritis
por:	University of California San Diego; Autonomous University of Barcelona	**DOI:**	10.1016/j.conctc.2020.100524
Fecha:	2020 Jan 21	**Sitio web:**	PubMed Central (PMC)
Editorial:	Contemporary Clinical Trials Communications		

[s77] - https://pmc.ncbi.nlm.nih.gov/articles/PMC5909253/

Autor:	Anna Winkvist, Linnea Bärebring, Inger Gjertsson, Lars Ellegård, Helen M Lindqvist	**Título:**	A randomized controlled cross-over trial investigating the effect of anti-inflammatory diet on disease activity and quality of life in rheumatoid arthritis: the Anti-inflammatory Diet In Rheumatoid Arthritis (ADIRA) study protocol
por:	Sahlgrenska Academy, University of Gothenburg	**DOI:**	10.1186/s12937-018-0354-x
Fecha:	2018 Apr 20	**Sitio web:**	PubMed Central (PMC)
Editorial:	Nutrition Journal		

[s78] - https://pmc.ncbi.nlm.nih.gov/articles/PMC8666892/

Autor:	Peter C Taylor, Mart Van de Laar, Andrew Laster, Walid Fakhouri, Amanda Quebe, Inmaculada de la Torre, Saundra Jain	**Título:**	Call for action: incorporating wellness practices into a holistic management plan for rheumatoid arthritis—going beyond treat to target
DOI:	10.1136/rmdopen-2021-001959	**Fecha:**	2021 Dec 10
Sitio web:	PubMed Central (PMC)		

[s79] - https://pmc.ncbi.nlm.nih.gov/articles/PMC5449457/

Autor:	John A Sturgeon, Patrick H Finan, Alex J Zautra	**Título:**	Affective disturbance in rheumatoid arthritis: psychological and disease-related pathways
DOI:	10.1038/nrrheum.2016.112	**Fecha:**	2016 Jul 14
Sitio web:	PubMed Central (PMC)	**Editorial:**	Nature reviews. Rheumatology

[s80] - https://pmc.ncbi.nlm.nih.gov/articles/PMC8666892/

Autor:	Peter C Taylor, Mart Van de Laar, Andrew Laster, Walid Fakhouri, Amanda Quebe, Inmaculada de la Torre, Saundra Jain	**Título:**	Call for action: incorporating wellness practices into a holistic management plan for rheumatoid arthritis—going beyond treat to target
por:	National Library of Medicine (NLM)	**DOI:**	10.1136/rmdopen-2021-001959
Fecha:	2021 Dec 10	**Sitio web:**	PubMed Central (PMC)
Editorial:	RMD Open		

[s81] - https://pmc.ncbi.nlm.nih.gov/articles/PMC8346200/

Autor:	Margarida Ferro, Sofia Charneca, Eduardo Dourado, Catarina Sousa Guerreiro, João Eurico Fonseca	**Título:**	Probiotic Supplementation for Rheumatoid Arthritis: A Promising Adjuvant Therapy in the Gut Microbiome Era
DOI:	10.3389/fphar.2021.711788	**Fecha:**	2021 Jul 23
Sitio web:	PubMed Central (PMC)	**Editorial:**	Frontiers in Pharmacology

[s82] - https://pmc.ncbi.nlm.nih.gov/articles/PMC8878187/

Autor:	Maurizio Cutolo, Elena Nikiphorou	**Título:**	Nutrition and Diet in Rheumatoid Arthritis
DOI:	10.3390/nu14040888	**Fecha:**	2022 Feb 19
Sitio web:	PubMed Central (PMC)	**Editorial:**	Nutrients

[s83] - https://pmc.ncbi.nlm.nih.gov/articles/PMC5827298/

Autor:	Humeira Badsha	**Título:**	Role of Diet in Influencing Rheumatoid Arthritis Disease Activity
por:	Dr. Humeira Badsha Medical Center, Beach Park Plaza, Jumeira Road, Dubai, UAE	**DOI:**	10.2174/1874312901812010019
Fecha:	2018 Feb 8	**Sitio web:**	PubMed Central (PMC)
Editorial:	The Open Rheumatology Journal		

[s84] - https://pmc.ncbi.nlm.nih.gov/articles/PMC5682732/

Autor:	Shweta Khanna, Kumar Sagar Jaiswal, Bhawna Gupta	**Título:**	Managing Rheumatoid Arthritis with Dietary Interventions
por:	Disease Biology Laboratory, School of Biotechnology, KIIT University, Bhubaneswar, Odisha, India	**DOI:**	10.3389/fnut.2017.00052
Fecha:	2017 Nov 8	**Sitio web:**	PubMed Central (PMC)
Editorial:	Frontiers in Nutrition		

[s85] - https://pmc.ncbi.nlm.nih.gov/articles/PMC7063796/

Autor:	Alessia Alunno, Elena Nikiphorou, Elena Philippou, Claire Daien, Dieter Wiek, Marios Kouloumas, Maurizio Cutolo	**Título:**	Nutrition in RMDs: is it really food for thought? Focus on rheumatoid arthritis
por:	University of Perugia; King's College London; University of Nicosia; Montpellier hospital; EULAR PARE; Deutsche Rheuma-Liga; Cyprus League Against Rheumatism; University of Genoa	**DOI:**	10.1186/s41927-020-0113-4
Fecha:	2020 Mar 10	**Sitio web:**	PubMed Central (PMC)
Editorial:	BMC Rheumatology		

[s86] - https://pmc.ncbi.nlm.nih.gov/articles/PMC10728660/

Autor:	Eric Fordjour, Charles F Manful, Rabia Javed, Lakshman W Galagedara, Chad W Cuss, Mumtaz Cheema, Raymond Thomas	**Título:**	Chaga mushroom: a super-fungus with countless facets and untapped potential
por:	University of Western Ontario; Memorial University of Newfoundland	**DOI:**	10.3389/fphar.2023.1273786
Fecha:	2023 Dec 5	**Sitio web:**	PubMed Central (PMC)
Editorial:	Frontiers in Pharmacology		

[s87] - https://pmc.ncbi.nlm.nih.gov/articles/PMC9571356/

Autor:	Ömer Elma, Katherine Brain, Huan-Ji Dong	**Título:**	The Importance of Nutrition as a Lifestyle Factor in Chronic Pain Management: A Narrative Review
DOI:	10.3390/jcm11195950	**Fecha:**	2022 Oct 9
Sitio web:	PubMed Central (PMC)	**Editorial:**	Journal of Clinical Medicine

[s88] - https://pmc.ncbi.nlm.nih.gov/articles/PMC7284442/
Autor: Chiara Gioia, Bruno Lucchino, Maria Grazia Tarsitano, Cristina Iannuccelli, Manuela Di Franco
Título: Dietary Habits and Nutrition in Rheumatoid Arthritis: Can Diet Influence Disease Development and Clinical Manifestations?
por: Sapienza University of Rome
DOI: 10.3390/nu12051456
Fecha: 2020 May 18
Sitio web: PubMed Central (PMC)
Editorial: Nutrients

[s89] - https://pmc.ncbi.nlm.nih.gov/articles/PMC7352291/
Autor: Mohammed Iddir, Alex Brito, Giulia Dingeo, Sofia Sosa Fernandez Del Campo, Hanen Samouda, Michael R La Frano, Torsten Bohn
Título: Strengthening the Immune System and Reducing Inflammation and Oxidative Stress through Diet and Nutrition: Considerations during the COVID-19 Crisis
por: Luxembourg Institute of Health; Laboratory of Pharmacokinetics and Metabolomic Analysis, I.M. Sechenov First Moscow Medical University; California Polytechnic State University
DOI: 10.3390/nu12061562
Fecha: 2020 May 27
Sitio web: PubMed Central (PMC)
Editorial: MDPI

[s90] - https://pmc.ncbi.nlm.nih.gov/articles/PMC10773664/
Autor: Tariq Aziz, Nageen Hussain, Zunaira Hameed, Lin Lin
Título: Elucidating the role of diet in maintaining gut health to reduce the risk of obesity, cardiovascular and other age-related inflammatory diseases: recent challenges and future recommendations
DOI: 10.1080/19490976.2023.2297864
Fecha: 2024 Jan 4
Sitio web: PubMed Central (PMC)
Editorial: Gut Microbes

[s91] - https://pmc.ncbi.nlm.nih.gov/articles/PMC4124560/
Autor: Mahsa Jalili, Sousan Kolahi, Seyed-Rafi Aref-Hosseini, Mehrangiz Ebrahimi Mamegani, Azita Hekmatdoost
Título: Beneficial Role of Antioxidants on Clinical Outcomes and Erythrocyte Antioxidant Parameters in Rheumatoid Arthritis Patients
por: Shahid Beheshti University of Medical Sciences, Tabriz University of Medical Sciences
Fecha: 2014 Jul
Sitio web: PubMed Central (PMC)
Editorial: International Journal of Preventive Medicine

[s92] - https://pmc.ncbi.nlm.nih.gov/articles/PMC5827298/
Autor: Humeira Badsha
Título: Role of Diet in Influencing Rheumatoid Arthritis Disease Activity
por: Dr. Humeira Badsha Medical Center, Beach Park Plaza, Jumeira Road, Dubai, UAE
DOI: 10.2174/1874312901812010019
Fecha: 2018 Feb 8
Sitio web: PubMed Central (PMC)
Editorial: The Open Rheumatology Journal

[s93] - https://pmc.ncbi.nlm.nih.gov/articles/PMC10710847/

Autor:	Kartikey V Shekhar, Mrunmayee M Pathak, Gajanan Pisulkar	**Título:**	Diet and Lifestyle Impact on Rheumatoid Arthritis: A Comprehensive Review
por:	Jawaharlal Nehru Medical College, Datta Meghe Institute of Higher Education and Research	**DOI:**	10.7759/cureus.48625
Fecha:	2023 Nov 10	**Sitio web:**	PubMed Central (PMC)
Editorial:	Cureus		

[s94] - https://pmc.ncbi.nlm.nih.gov/articles/PMC5682732/

Autor:	Shweta Khanna, Kumar Sagar Jaiswal, Bhawna Gupta	**Título:**	Managing Rheumatoid Arthritis with Dietary Interventions
por:	Disease Biology Laboratory, School of Biotechnology, KIIT University, Bhubaneswar, Odisha, India	**DOI:**	10.3389/fnut.2017.00052
Fecha:	2017 Nov 8	**Sitio web:**	PubMed Central (PMC)
Editorial:	Frontiers in Nutrition		

[s95] - https://pmc.ncbi.nlm.nih.gov/articles/PMC6963723/

Autor:	Miguel Peris, Susana Rubio-Arraez, María Luisa Castelló, María Dolores Ortolá	**Título:**	From the Laboratory to the Kitchen: New Alternatives to Healthier Bakery Products
por:	Universitat Politècnica de València	**DOI:**	10.3390/foods8120660
Fecha:	2019 Dec 9	**Sitio web:**	PubMed Central (PMC)
Editorial:	MDPI		

[s96] - https://pmc.ncbi.nlm.nih.gov/articles/PMC11222287/

Autor:	Prakriti Sharma, Shannon Brown, Elke M Sokoya	**Título:**	Re-evaluation of dietary interventions in rheumatoid arthritis: can we improve patient conversations around food choices?
DOI:	10.1007/s00296-024-05541-4	**Fecha:**	2024 Feb 20
Sitio web:	PubMed Central (PMC)	**Editorial:**	Rheumatology International

[s97] - https://pmc.ncbi.nlm.nih.gov/articles/PMC11755016/

Autor:	Eleni C Pardali, Arriana Gkouvi, Kalliopi K Gkouskou, Anastasios C Manolakis, Christina Tsigalou, Dimitrios G Goulis, Dimitrios P Bogdanos, Maria G Grammatikopoulou	**Título:**	Autoimmune protocol diet: A personalized elimination diet for patients with autoimmune diseases
DOI:	10.1016/j.metop.2024.100342	**Fecha:**	2024 Dec 30
Sitio web:	PubMed Central (PMC)		

[s98] - https://www.ncbi.nlm.nih.gov/pmc/articles/PMC5968151/

Autor:	Eiko Okimoto, Norihisa Ishimura, Mayumi Okada, Hironobu Mikami, Hiroki Sonoyama, Nahoko Ishikawa, Asuka Araki, Naoki Oshima, Junko Hirai, Shunji Ishihara, Riruke Maruyama, Yoshikazu Kinoshita	**Título:**	Successful Food-Elimination Diet in an Adult with Eosinophilic Gastroenteritis
por:	Department of Gastroenterology and Hepatology, Shimane University School of Medicine, Izumo, Japan; Department of Pathology, Shimane University School of Medicine, Izumo, Japan; Nutritional Treatment Division, Shimane University Hospital, Izumo, Japan	**DOI:**	10.14309/crj.2018.38
Fecha:	2018 May 23	**Sitio web:**	PubMed Central (PMC)
Editorial:	ACG Case Reports Journal		

[s99] - https://pmc.ncbi.nlm.nih.gov/articles/PMC5647120/

Autor:	Gauree G Konijeti, NaMee Kim, James D Lewis, Shauna Groven, Anita Chandrasekaran, Sirisha Grandhe, Caroline Diamant, Emily Singh, Glenn Oliveira, Xiaoyun Wang, Bhuvan Molparia, Ali Torkamani	**Título:**	Efficacy of the Autoimmune Protocol Diet for Inflammatory Bowel Disease
por:	National Library of Medicine (NLM)	**DOI:**	10.1097/MIB.0000000000001221
Fecha:	2017 Aug 29	**Sitio web:**	PubMed Central (PMC)
Editorial:	Inflammatory Bowel Diseases		

[s100] - https://pmc.ncbi.nlm.nih.gov/articles/PMC5682732/

Autor:	Shweta Khanna, Kumar Sagar Jaiswal, Bhawna Gupta	**Título:**	Managing Rheumatoid Arthritis with Dietary Interventions
por:	Disease Biology Laboratory, School of Biotechnology, KIIT University, Bhubaneswar, Odisha, India	**DOI:**	10.3389/fnut.2017.00052
Fecha:	2017 Nov 8	**Sitio web:**	PubMed Central (PMC)
Editorial:	Frontiers in Nutrition		

[s101] - https://pmc.ncbi.nlm.nih.gov/articles/PMC9080102/

Autor:	Gabriel P Esteves, Bruna Caruso Mazzolani, Fabiana Infante Smaira, Elizabeth Silva Mendes, Gabriela Guimarães de Oliveira, Hamilton Roschel, Bruno Gualano, Rosa Maria R Pereira, Eimear Dolan	**Título:**	Nutritional recommendations for patients undergoing prolonged glucocorticoid therapy
por:	Faculdade de Medicina FMUSP, Universidade de Sao Paulo	**DOI:**	10.1093/rap/rkac029
Fecha:	2022 Apr 21	**Sitio web:**	PubMed Central (PMC)
Editorial:	Oxford University Press		

[s102] - https://dx.doi.org/10.1186/s13075-022-02781-2

Autor:	Sigaux, Johanna; Mathieu, Sylvain; Nguyen, Yann; Sanchez, Pauline; Letarouilly, Jean-Guillaume; Soubrier, Martin; Czernichow, Sébastien; Flipo, René-Marc; Sellam, Jérémie; Daïen, Claire	**Título:**	Impact of type and dose of oral polyunsaturated fatty acid supplementation on disease activity in inflammatory rheumatic diseases: a systematic literature review and meta-analysis
por:	BioMed Central	**DOI:**	10.1186/s13075-022-02781-2
Fecha:	2022-05-07	**Sitio web:**	Arthritis Research & Therapy
Editorial:	BioMed Central		

[s103] - https://pubmed.ncbi.nlm.nih.gov/33322318/

Autor:	Letarouilly JG; Sanchez P; Nguyen Y; Sigaux J; Czernichow S; Flipo RM; Sellam J; Daïen C.	**Título:**	Efficacy of Spice Supplementation in Rheumatoid Arthritis: A Systematic Literature Review
DOI:	10.3390/nu12123800	**Fecha:**	12/11/2020
Sitio web:	PubMed	**Editorial:**	Nutrients

[s104] - https://pmc.ncbi.nlm.nih.gov/articles/PMC7600426/

Autor:	Josefine Nelson, Helen Sjöblom, Inger Gjertsson, Stine M Ulven, Helen M Lindqvist, Linnea Bärebring	**Título:**	Do Interventions with Diet or Dietary Supplements Reduce the Disease Activity Score in Rheumatoid Arthritis? A Systematic Review of Randomized Controlled Trials
DOI:	10.3390/nu12102991	**Fecha:**	2020 Sep 29
Sitio web:	PubMed Central (PMC)	**Editorial:**	Nutrients

[s105] - https://pubmed.ncbi.nlm.nih.gov/33396851/

Autor:	Nguyen Y, Sigaux J, Letarouilly JG, Sanchez P, Czernichow S, Flipo RM, Soubrier M, Semerano L, Seror R, Sellam J, Daïen C	**Título:**	Efficacy of Oral Vitamin Supplementation in Inflammatory Rheumatic Disorders: A Systematic Review and Meta-Analysis of Randomized Controlled Trials
DOI:	10.3390/nu13010107	**Fecha:**	12/30/2020
Sitio web:	PubMed	**Editorial:**	Nutrients

[s106] - https://pmc.ncbi.nlm.nih.gov/articles/PMC8540415/

Autor:	Tala Raad, Anne Griffin, Elena S George, Louise Larkin, Alexander Fraser, Norelee Kennedy, Audrey C Tierney	**Título:**	Dietary Interventions with or without Omega-3 Supplementation for the Management of Rheumatoid Arthritis: A Systematic Review
por:	University of Limerick; Deakin University; University Hospital Limerick; La Trobe University	**DOI:**	10.3390/nu13103506
Fecha:	2021 Oct 4	**Sitio web:**	PubMed Central (PMC)
Editorial:	Nutrients		

[s107] - https://pmc.ncbi.nlm.nih.gov/articles/PMC9080102/

Autor: Gabriel P Esteves, Bruna Caruso Mazzolani, Fabiana Infante Smaira, Elizabeth Silva Mendes, Gabriela Guimarães de Oliveira, Hamilton Roschel, Bruno Gualano, Rosa Maria R Pereira, Eimear Dolan
Título: Nutritional recommendations for patients undergoing prolonged glucocorticoid therapy
por: Faculdade de Medicina FMUSP, Universidade de Sao Paulo
DOI: 10.1093/rap/rkac029
Fecha: 2022 Apr 21
Sitio web: PMC (PubMed Central)
Editorial: Oxford University Press

[s108] - https://pmc.ncbi.nlm.nih.gov/articles/PMC10058045/

Autor: Daniel Martínez-Puig, Ester Costa-Larrión, Nuria Rubio-Rodríguez, Patricia Gálvez-Martín
Título: Collagen Supplementation for Joint Health: The Link between Composition and Scientific Knowledge
por: R&D Bioiberica S.A.U.
DOI: 10.3390/nu15061332
Fecha: 2023 Mar 8
Sitio web: PubMed Central (PMC)
Editorial: Nutrients

[s109] - https://pmc.ncbi.nlm.nih.gov/articles/PMC6458786/

Autor: Rebecca Lewis, Constanza B Gómez Álvarez, Margaret Rayman, Susan Lanham-New, Anthony Woolf, Ali Mobasheri
Título: Strategies for optimising musculoskeletal health in the 21st century
por: University of Surrey, Royal Cornwall Hospital, State Research Institute Centre for Innovative Medicine
DOI: 10.1186/s12891-019-2510-7
Fecha: 2019 Apr 11
Sitio web: PMC (PubMed Central)
Editorial: BMC Musculoskeletal Disorders

[s110] - https://pmc.ncbi.nlm.nih.gov/articles/PMC9710390/

Autor: Kristjana Dhuli, Zakira Naureen, Maria Chiara Medori, Francesco Fioretti, Paola Caruso, Marco Alfonso Perrone, Savina Nodari, Paolo Manganotti, Suela Xhufi, Marsida Bushati, Dhurata Bozo, Stephen Thaddeus Connelly, Karen L Herbst, Matteo Bertelli
Título: Physical activity for health
DOI: 10.15167/2421-4248/jpmh2022.63.2S3.2756
Fecha: 2022 Oct 17
Sitio web: PubMed Central (PMC)
Editorial: Journal of Preventive Medicine and Hygiene

[s111] - https://pmc.ncbi.nlm.nih.gov/articles/PMC5461882/

Autor: Louise J Geneen, R Andrew Moore, Clare Clarke, Denis Martin, Lesley A Colvin, Blair H Smith
Título: Physical activity and exercise for chronic pain in adults: an overview of Cochrane Reviews
DOI: 10.1002/14651858.CD011279.pub3
Fecha: 2017 Apr 24
Sitio web: PubMed Central (PMC)
Editorial: The Cochrane Database of Systematic Reviews

[s112] - https://pmc.ncbi.nlm.nih.gov/articles/PMC4534717/

Autor:	Kirsten R Ambrose, Yvonne M Golightly	**Título:**	Physical exercise as non-pharmacological treatment of chronic pain: Why and when
por:	Thurston Arthritis Research Center, University of North Carolina at Chapel Hill	**DOI:**	10.1016/j.berh.2015.04.022
Fecha:	2015 May 23	**Sitio web:**	PubMed Central (PMC)
Editorial:	Best practice & research. Clinical rheumatology		

[s113] - https://pmc.ncbi.nlm.nih.gov/articles/PMC3042669/

Autor:	Jennifer K Cooney, Rebecca-Jane Law, Verena Matschke, Andrew B Lemmey, Jonathan P Moore, Yasmeen Ahmad, Jeremy G Jones, Peter Maddison, Jeanette M Thom	**Título:**	Benefits of Exercise in Rheumatoid Arthritis
por:	School of Sport, Health and Exercise Sciences, Bangor University, George Building, Holyhead Road, Bangor, Gwynedd LL57 2PZ, UK; Department of Rheumatology, Llandudno Hospital, Betsi Cadwaladr University Health Board, Llandudno, LL30 1LB, UK	**DOI:**	10.4061/2011/681640
Fecha:	2011 Feb 13	**Sitio web:**	PubMed Central (PMC)
Editorial:	Journal of Aging Research		

[s114] - https://pmc.ncbi.nlm.nih.gov/articles/PMC6494515/

Autor:	Michael Hurley, Kelly Dickson, Rachel Hallett, Robert Grant, Hanan Hauari, Nicola Walsh, Claire Stansfield, Sandy Oliver	**Título:**	Exercise interventions and patient beliefs for people with hip, knee or hip and knee osteoarthritis: a mixed methods review
por:	St George's, University of London and Kingston University; UCL Institute of Education; University College London; University of the West of England	**DOI:**	10.1002/14651858.CD010842.pub2
Fecha:	2018 Apr 17	**Sitio web:**	PubMed Central (PMC)
Editorial:	The Cochrane Database of Systematic Reviews		

[s115] - https://pmc.ncbi.nlm.nih.gov/articles/PMC9975974/

Autor:	Dimitra Moschou, Michail Krikelis, Christos Georgakopoulos, Evangelia Mole, Efstathios Chronopoulos, Symeon Tournis, Clio Mavragani, Konstantinos Makris, Ismene Dontas, Susana Gazi	**Título:**	Sarcopenia in Rheumatoid arthritis. A narrative review
por:	Rheumatology Department, KAT General Hospital, Attica, Greece; Laboratory for Research of the Musculoskeletal System "Theodoros Garofalidis", School of Medicine, National and Kapodistrian University of Athens, KAT General Hospital, Attica, Greece; Department of Physiology, School of Medicine, National and Kapodistrian University of Athens, Attica, Greece; Clinical Biochemistry Department, KAT General Hospital, Attica, Greece	**DOI:**	10.22540/JFSF-08-044
Fecha:	2023 Mar 1	**Sitio web:**	PubMed Central (PMC)
Editorial:	Journal of Frailty, Sarcopenia and Falls		

[s116] - https://pmc.ncbi.nlm.nih.gov/articles/PMC7120678/

Autor:	Christian de Virgilio	**Título:**	Question Sets and Answers
por:	Department of Surgery, Harbor-UCLA Medical Center, Torrance, CA USA	**DOI:**	10.1007/978-1-4939-1726-6_59
Fecha:	2014 Jul 19	**Sitio web:**	PubMed Central (PMC)
Editorial:	Surgery		

[s117] - https://pmc.ncbi.nlm.nih.gov/articles/PMC10471880/

Autor:	Ennio Lubrano, Silvia Scriffignano, Kurt de Vlam, Mario Ronga, Fabio Massimo Perrotta, Rik Lories	**Título:**	Triple jump for the optimal management of psoriatic arthritis: diet, sleep and exercise – a review
DOI:	10.1136/rmdopen-2023-003339	**Fecha:**	2023 Aug 30
Sitio web:	PubMed Central (PMC)	**Editorial:**	RMD Open

[s118] - https://pmc.ncbi.nlm.nih.gov/articles/PMC8299916/

Autor:	Ziya Altug	**Título:**	Lifestyle Medicine for Chronic Lower Back Pain: An Evidence-Based Approach
por:	IntegrativeDPT.com, Los Angeles, California	**DOI:**	10.1177/1559827620971547
Fecha:	2021 Jul 21	**Sitio web:**	PubMed Central (PMC)
Editorial:	American Journal of Lifestyle Medicine		

[s119] - https://pmc.ncbi.nlm.nih.gov/articles/PMC8666892/

Autor:	Peter C Taylor, Mart Van de Laar, Andrew Laster, Walid Fakhouri, Amanda Quebe, Inmaculada de la Torre, Saundra Jain	**Título:**	Call for action: incorporating wellness practices into a holistic management plan for rheumatoid arthritis—going beyond treat to target
DOI:	10.1136/rmdopen-2021-001959	**Fecha:**	2021 Dec 10
Sitio web:	PubMed Central (PMC)	**Editorial:**	RMD Open

[s120] - https://pmc.ncbi.nlm.nih.gov/articles/PMC9736780/
Autor: Christoph Schäfer, Gernot Keyßer
Título: Lifestyle Factors and Their Influence on Rheumatoid Arthritis: A Narrative Review
por: Department of Internal Medicine II, Medical Faculty, Martin Luther University Halle-Wittenberg, 06120 Halle, Germany
DOI: 10.3390/jcm11237179
Fecha: 2022 Dec 2
Sitio web: PubMed Central (PMC)
Editorial: Journal of Clinical Medicine

[s121] - https://pmc.ncbi.nlm.nih.gov/articles/PMC9541512/
Autor: Maria L Musumeci, Maria R Nasca, Simona Boscaglia, Giuseppe Micali
Título: The role of lifestyle and nutrition in psoriasis: Current status of knowledge and interventions
por: University of Catania
DOI: 10.1111/dth.15685
Fecha: 2022 Jul 18
Sitio web: PubMed Central (PMC)
Editorial: Dermatologic Therapy

[s122] - https://www.ncbi.nlm.nih.gov/pmc/articles/PMC10291947/
Autor: Chelsea M Guan, Shazia Beg
Título: Diet as a Risk Factor for Rheumatoid Arthritis
por: University of Central Florida Hospital Corporation of America (HCA) Healthcare Graduate Medical Education (GME), University of Central Florida College of Medicine
DOI: 10.7759/cureus.39273
Fecha: 2023 May 20
Sitio web: PubMed Central (PMC)
Editorial: Cureus

[s123] - https://pmc.ncbi.nlm.nih.gov/articles/PMC6684958/
Autor: Alessandra Zaccardelli, H Maura Friedlander, Julia A Ford, Jeffrey A Sparks
Título: Potential of lifestyle changes for reducing the risk of developing rheumatoid arthritis: Is an ounce of prevention worth a pound of cure?
por: Brigham and Women's Hospital; Harvard Medical School
DOI: 10.1016/j.clinthera.2019.04.021
Fecha: 2019 Jun 10
Sitio web: PubMed Central (PMC)
Editorial: Clinical therapeutics

[s124] - https://pmc.ncbi.nlm.nih.gov/articles/PMC6471071/
Autor: Mohammad Adawi, Giovanni Damiani, Nicola Luigi Bragazzi, Charlie Bridgewood, Alessia Pacifico, Rosalynn R Z Conic, Aldo Morrone, Piergiorgio Malagoli, Paolo Daniele Maria Pigatto, Howard Amital, Dennis McGonagle, Abdulla Watad
Título: The Impact of Intermittent Fasting (Ramadan Fasting) on Psoriatic Arthritis Disease Activity, Enthesitis, and Dactylitis: A Multicentre Study
DOI: 10.3390/nu11030601
Fecha: 2019 Mar 12
Sitio web: PubMed Central (PMC)
Editorial: Nutrients

[s125] - https://pmc.ncbi.nlm.nih.gov/articles/PMC9571356/

Autor:	Ömer Elma, Katherine Brain, Huan-Ji Dong	**Título:**	The Importance of Nutrition as a Lifestyle Factor in Chronic Pain Management: A Narrative Review
DOI:	10.3390/jcm11195950	**Fecha:**	2022 Oct 9
Sitio web:	PubMed Central (PMC)	**Editorial:**	Journal of Clinical Medicine

[s126] - https://pmc.ncbi.nlm.nih.gov/articles/PMC10127939/

Autor:	Karen B Onel, Daniel B Horton, Daniel J Lovell, Susan Shenoi, Carlos A Cuello, Sheila T Angeles-Han, Mara L Becker, Randy Q Cron, Brian M Feldman, Polly J Ferguson, Harry Gewanter, Jaime Guzman, Yukiko Kimura, Tzielan Lee, Katherine Murphy, Peter A Nigrovic, Michael J Ombrello, C Egla Rabinovich, Melissa Tesher, Marinka Twilt, Marisa Klein-Gitelman, Fatima Barbar-Smiley, Ashley M Cooper, Barbara Edelheit, Miriah Gillispie-Taylor, Kimberly Hays, Melissa L Mannion, Rosemary Peterson, Elaine Flanagan, Nadine Saad, Nancy Sullivan, Ann Marie Szymanski, Rebecca Trachtman, Marat Turgunbaev, Keila Veiga, Amy S Turner, James T Reston	**Título:**	2021 American College of Rheumatology Guideline for the Treatment of Juvenile Idiopathic Arthritis: Recommendations for Nonpharmacologic Therapies, Medication Monitoring, Immunizations, and Imaging
por:	American College of Rheumatology	**DOI:**	10.1002/art.42036
Fecha:	2022-03-01	**Sitio web:**	PubMed Central (PMC)

Fuentes de imágenes

Las imágenes no listadas son de creación propia o fueron adquiridas con la licencia correspondiente. Todos los derechos están reservados para estas imágenes.

Para todas las demás imágenes listadas aquí:
Ninguna de las imágenes fue modificada, solo se ajustó la resolución. En la versión eBook, las imágenes se compilaron en collages numerados. Todas las imágenes permanecen sujetas a su licencia original y se utilizan de acuerdo con sus respectivos términos de licencia. Si descubre errores de atribución u otras discrepancias, contáctenos.

Fecha de la revisión final de la imagen: 2025-02-19.

Licencia utilizada

CC0 http://creativecommons.org/publicdomain/zero/1.0/deed.en

Créditos de imágenes

[i1] - 001_001_003_image_kurzkettige_fettsaeuren.jpeg
https://upload.wikimedia.org/wikipedia/commons/3/32/Valeric-acid-3D-balls-B.png

Date:	2010-08-01	**por:**	Jynto
License:	Public domain		

[i2] - 001_001_003_image_mikrobiom.jpeg
https://upload.wikimedia.org/wikipedia/commons/1/1a/Rhodium_Microbiome_Isolates_SABL_Insert_%28iss068e012558%29.jpeg

Date:	Taken	**por:**	OptimusPrimeBot
Artista:	NASA Johnson Space Center / Bob Hines	**License:**	Public domain

[i3] - 001_001_003_image_ballaststoffe.jpeg
https://upload.wikimedia.org/wikipedia/commons/3/3d/Fruit%2C_Vegetables_and_Grain_NCI_Visuals_Online.jpg

Date:	1989	**por:**	Lobo
Artista:	Unknown authorUnknown author	**License:**	Public domain

[i4] - 001_002_001_image_carotinoide.jpeg
https://upload.wikimedia.org/wikipedia/commons/1/14/Pumpkin_Pie.jpg

Date:	2012-03-11	**por:**	Jean-Frédéric
Artista:	Peggy Greb	**License:**	Public domain

[i5] - 001_002_002_image_chiasamen.jpeg
https://upload.wikimedia.org/wikipedia/commons/5/5b/Mexican_chia_seeds_%281%29.jpg

Date:	2024-05-31	**por:**	Fumikas Sagisavas
License:	CC0		

[i6] - 001_002_002_image_lachs.jpeg
https://upload.wikimedia.org/wikipedia/commons/e/e3/Box_of_salmon_from_Shiranuka.jpg

Date:	2021-11-18	**por:**	Syced
License:	CC0		

[i7] - 001_002_002_image_leinoel.jpeg
https://upload.wikimedia.org/wikipedia/commons/9/9e/Flaxseed_is_fed_into_a_battery_of_five-roller_grinders%2C_the_first_step_in_extracting_linseed_oil_-_NARA_-_283916.jpg

Date:	circa	**por:**	US National Archives bot
Artista:	class="fn value"> Unknown authorUnknown author or not provided	**License:**	Public domain

[i8] - 001_002_002_image_makrele.jpeg
https://upload.wikimedia.org/wikipedia/commons/8/88/Maquereaux_etal.jpg

Date:	2004-05-31	**por:**	Rex
Artista:	Jastrow	**License:**	Public domain

[i9] - 001_002_003_image_vitamin_a.jpeg
https://upload.wikimedia.org/wikipedia/commons/c/c2/Vitamin_C.jpg

Date:	2019-10-29	**por:**	BarbariSka88
License:	CC0		

[i10] - 001_002_003_image_vitamin_c.jpeg
https://upload.wikimedia.org/wikipedia/commons/d/dd/Vitamin_C_%281989_calendar_march%29.jpg

Date:	1989-01	**por:**	Fæ
Artista:	Bill Branson (Photographer)	**License:**	Public domain

[i11] - 001_002_003_image_zink.jpeg
https://upload.wikimedia.org/wikipedia/commons/4/46/Zinc_Cafe_%28Los_Angeles%29_Salmon_dish_%28July_2022%29.jpg

Date:	2022-07-24	**por:**	Benoît Prieur
License:	CC0		

[i12] - 001_003_001_image_zytokin.jpeg
https://upload.wikimedia.org/wikipedia/commons/c/c0/BDNF_1BND.jpg

Date:	2010-11-04	**por:**	Ayacop
License:	Public domain		

[i13] - 001_003_002_image_darmschleimhaut.jpeg
https://upload.wikimedia.org/wikipedia/commons/f/fe/Histopathology_of_intestinal_spirochetosis.jpg

Date:	2022-09-01	**por:**	Mikael Häggström
License:	CC0		

[i14] - 001_003_002_image_molekulare_mimikry.jpeg
https://upload.wikimedia.org/wikipedia/commons/6/61/Streptococcus_pyogenes_01.jpg

Date:	1979	**por:**	Quibik
Artista:	Photo Credit: Content Providers(s):	**License:**	Public domain

[i15] - 001_003_003_image_anthocyan.jpeg
https://upload.wikimedia.org/wikipedia/commons/3/3c/Lathyrus_vernus_habitus.jpg

Date:	2020-05-03	**por:**	Nefronus
License:	CC0		

[i16] - 001_003_003_image_mitochondrium.jpeg
https://upload.wikimedia.org/wikipedia/commons/0/0c/Mitochondria%2C_mammalian_lung_-_TEM.jpg

Date:	2008-05-16	**por:**	Vojtěch Dostál
Artista:	Louisa Howard	**License:**	Public domain

[i17] - 002_001_001_image_mediterrane_ernaehrung.jpeg
https://upload.wikimedia.org/wikipedia/commons/8/8b/Michael_Taylor_and_colleagues_visit_the_farm_stand_owned_by_the_Spear_family_in_Waldoboro.jpg

Date:	2013-08-18	**por:**	Darlenefrivera
Artista:	The U.S. Food and Drug Administration	**License:**	Public domain

[i18] - 002_001_003_image_oxidativer_stress.jpeg
https://upload.wikimedia.org/wikipedia/commons/f/f9/Lewis_Researcher_in_the_Materials_and_Stresses_Building_%28GRC-1952-C-31339%29.jpg

Date:	Taken	**por:**	OptimusPrimeBot
Artista:	NASA Glenn Research Center	**License:**	Public domain

[i19] - 002_001_003_image_creaktives_protein.jpeg
https://upload.wikimedia.org/wikipedia/commons/f/f5/Computer-generated_image_of_the_structure_for_C-reactive_protein.jpg

Date:	2009-11-03	**por:**	Maureendberryhill
Artista:	National Institute of Standards and Technology	**License:**	Public domain

[i20] - 002_002_001_image_ketogene_ernaehrung.jpeg
https://upload.wikimedia.org/wikipedia/commons/b/b4/Measuring_Ketocal.jpg

Date:	2008-12-18	**por:**	Colin
License:	Public domain		

[i21] - 002_002_001_image_vegane_ernaehrung.jpeg
https://upload.wikimedia.org/wikipedia/commons/6/64/Vegan_Curry_-_Milk_No_Sugar.jpg

Date:	2023-04-11	**por:**	Onthewings
Artista:	Andy Li	**License:**	CC0

[i22] - 002_002_003_image_gelenkknorpel.jpeg
https://upload.wikimedia.org/wikipedia/commons/f/fb/Histology_of_articular_cartilage_zones.jpg

Date:	2016-07-01	**por:**	Mikael Häggström
Artista:	Catherine A. Bautista, Hee Jun Park, Courtney M. Mazur, Roy K. Aaron, Bahar Bilgen	**License:**	CC0

[i23] - 002_002_003_image_kollagen.jpeg
https://upload.wikimedia.org/wikipedia/commons/2/25/Fibers_of_Collagen_Type_I_-_TEM_.jpg

Date:	2006-10-07	**por:**	Patho
Artista:	Louisa Howard	**License:**	Public domain

[i24] - 002_002_003_image_omega3fettsaeuren.jpeg
https://upload.wikimedia.org/wikipedia/commons/f/fb/Sunsplash_omega3_leinsameno.jpg

Date:	2005-08-07	**por:**	VisualBeo
Artista:	Christian H.	**License:**	Public domain

[i25] - 002_003_002_image_leinsamen.jpeg
https://upload.wikimedia.org/wikipedia/commons/8/84/Linum_usitatissimum%2C_Findlay_Township%2C_2024-10-22.jpg

Date:	2024-10-22	**por:**	Cbaile19
License:	CC0		

[i26] - 002_003_003_image_nahrungsergaenzungsmittel.jpeg
https://upload.wikimedia.org/wikipedia/commons/f/f1/Iodine_pills.jpg

Date:	2014-12-02	**por:**	Mx. Granger
License:	CC0		

[i27] - 003_001_001_image_gemuese.jpeg
https://upload.wikimedia.org/wikipedia/commons/9/97/Child_working_selling_vegetables_in_downtown_Maracaibo.jpg

Date:	2013-03-16	**por:**	Wilfredor
License:	CC0		

[i28] - 003_001_001_image_getraenke.jpeg
https://upload.wikimedia.org/wikipedia/commons/c/ce/EmiMa-077.jpg

Date:	2016-11-30	**por:**	MartinThoma
Artista:	Emanuel Jöbstl und Martin Thoma	**License:**	CC0

[i29] - 003_001_001_image_lebensmittel.jpeg
https://upload.wikimedia.org/wikipedia/commons/6/6d/Good_Food_Display_-_NCI_Visuals_Online.jpg

Date:	1988-12	**por:**	Lobo
Artista:	Unknown authorUnknown author	**License:**	Public domain

[i30] - 003_001_001_image_obst.jpeg
https://upload.wikimedia.org/wikipedia/commons/e/e0/Citrus_fruits.jpg

Date:	2005-01-15	**por:**	MarkSweep
Artista:	Scott Bauer, USDA	**License:**	Public domain

[i31] - 003_001_002_image_muedigkeit.jpeg
https://upload.wikimedia.org/wikipedia/commons/e/e3/Fatigue2.jpg

Date:	13 October 2012	**por:**	Fel23
Artista:	geralt	**License:**	CC0

[i32] - 003_002_002_image_gewuerze.jpeg
https://upload.wikimedia.org/wikipedia/commons/2/24/Spices_in_Medeltidsmuseet.jpg

Date:	2023-02-23	**por:**	StarTrekker
License:	CC0		

[i33] - 003_002_002_image_huelsenfruechte.jpeg
https://upload.wikimedia.org/wikipedia/commons/e/e7/Various_legumes.jpg

Date:	2013-12-13	**por:**	FarnhamJ
Artista:	Keith Weller, Agricultural Research Service, USDA	**License:**	Public domain

[i34] - 003_002_002_image_nuesse.jpeg
https://upload.wikimedia.org/wikipedia/commons/a/ae/Pecans%2C_hazelnuts%2C_walnuts%2C_almonds%2C_Brazil_nuts_on_a_table_with_logs_2.jpg

Date:	2016-12-22	**por:**	Baileynorwood
License:	CC0		

[i35] - 003_002_002_image_vollkornprodukte.jpeg
https://upload.wikimedia.org/wikipedia/commons/f/f5/QuinoaGrains.jpg

Date:	2008-04-09	**por:**	Ben pcc
Artista:	User:Ben_pcc	**License:**	Public domain

[i36] - 003_002_003_image_konserven.jpeg
https://upload.wikimedia.org/wikipedia/commons/8/87/Pressure_canner.jpg

Date:	2017-06-23	**por:**	Kittycataclysm
Artista:	Colorado State University Extension	**License:**	CC0

[i37] - 003_002_003_image_lebensmittelverschwendung.jpeg
https://upload.wikimedia.org/wikipedia/commons/a/a6/Food_Waste_nach_Weihnachten.jpg

Date:	2023-12-28	**por:**	PizzaToast
License:	CC0		

[i38] - 003_002_003_image_getreideprodukte.jpeg
https://upload.wikimedia.org/wikipedia/commons/b/b3/Various_grains.jpg

Date:	before	**por:**	Rainer Zenz
Artista:	Peggy Greb, USDA ARS	**License:**	Public domain

[i39] - 003_002_003_image_tiefkuehlkost.jpeg
https://upload.wikimedia.org/wikipedia/commons/4/47/Refrigerator_with_frozen_foods_in_Sailor_House_%281%29.jpg

Date:	2022-02-19	**por:**	Onthewings
Artista:	Andy Li	**License:**	CC0

[i40] - 003_002_003_image_trockenwaren.jpeg
https://upload.wikimedia.org/wikipedia/commons/f/f4/Food_dryer_-_interior.jpg

Date:	2024-05-17	**por:**	Waz8
License:	CC0		

[i41] - 003_003_003_image_meditation.jpeg
https://upload.wikimedia.org/wikipedia/commons/0/00/Meditation_Focus_Point.jpg

Date:	2024-12-12	**por:**	Bondigoldwiki
License:	CC0		

[i42] - 003_003_003_image_stressreaktionen.jpeg
https://upload.wikimedia.org/wikipedia/commons/6/62/Canva_-_Woman_Feeling_Emotional_Stress.jpg

Date:	2016-07-04	**por:**	Carovinc2
Artista:	MismibaTinasheMadando	**License:**	CC0

[i43] - 003_003_003_image_yoga.jpeg
https://upload.wikimedia.org/wikipedia/commons/f/fc/Yoga_Room_-_23_RAW-Export_%28Sergej_Majboroda_via_Poly_Haven%29.png

Date:	08.3.2023	**por:**	PantheraLeo1359531
Artista:	https://polyhaven.com/all?a=Sergej%20Majboroda	**License:**	CC0

[i44] - 003_003_003_image_schlafrhythmus.jpeg
https://upload.wikimedia.org/wikipedia/commons/c/c0/Clay_Sleepwalker_Bernd_Lantern.jpg

Date:	2024-04-02	**por:**	R. J. Mathar
License:	CC0		

[i45] - 004_001_001_image_darmflora.jpeg
https://upload.wikimedia.org/wikipedia/commons/d/da/Candida_albicans_PHIL_3192_lores.jpg

Date:	1969	**por:**	Martin H.
Artista:	CDC/Dr. William Kaplan	**License:**	Public domain

[i46] - 004_001_001_image_mikroorganismen.jpeg
https://upload.wikimedia.org/wikipedia/commons/b/bc/E_coli_at_10000x%2C_original.jpg

Date:	2005-03	**por:**	Brian0918
Artista:	Photo byfkfkrErbe, digital colorization by Christopher Pooley, both of USDA, ARS, EMU.	**License:**	Public domain

[i47] - 004_001_002_image_propionat.jpeg
https://upload.wikimedia.org/wikipedia/commons/f/f8/Propionic_acid_spheres.png

Date:	2009-10-29	**por:**	Edgar181
License:	Public domain		

[i48] - 004_001_002_image_topinambur.jpeg
https://upload.wikimedia.org/wikipedia/commons/2/25/Helianthus_tuberosus_-_Champ_de_topinambours.jpg

Date:	2012-09-29	**por:**	Dinkum
License:	CC0		

[i49] - 004_002_001_image_pflanzliche_ernaehrung.jpeg
https://upload.wikimedia.org/wikipedia/commons/4/4e/Vegetarian_diet.jpg

Date:	2006-03-20	**por:**	Dbenbenn
Artista:	Scott Bauer, USDA ARS	**License:**	Public domain

[i50] - 004_002_002_image_ahornsirup.jpeg
https://upload.wikimedia.org/wikipedia/commons/1/18/Maple_syrup.jpg

Date:	15 April 2006	**por:**	Miguel Andrade
License:	Public domain		

[i51] - 004_002_002_image_hirse.jpeg
https://upload.wikimedia.org/wikipedia/commons/b/b5/Pearl_millet_in_Namibia.png

Date:	2024-04-09	**por:**	Maria Beatrics
License:	CC0		

[i52] - 004_002_002_image_quinoa.jpeg
https://upload.wikimedia.org/wikipedia/commons/9/96/Salmon_on_quinoa_-_Massachusetts.jpg

Date:	28 December 2024	**por:**	Daderot
License:	CC0		

[i53] - 004_002_002_image_stevia.jpeg
https://upload.wikimedia.org/wikipedia/commons/0/0f/Stevia_rebaudiana_%28potted_plant%29.jpg

Date:	2010-10-17	**por:**	Gabriela Ruellan
Artista:	Gabriela F. Ruellan	**License:**	CC0

[i54] - 004_003_002_image_folsaeure.jpeg
https://upload.wikimedia.org/wikipedia/commons/a/a9/Folic_Acid_SFM.png

Date:	2010-06-28	**por:**	Lanulos
License:	Public domain		

[i55] - 004_003_002_image_entzuendungsmarker.jpeg
https://upload.wikimedia.org/wikipedia/commons/4/42/Rouleaux_Red_Cells.jpg

Date:	2014-11-15	**por:**	Osasere05
Artista:	Prof. Osaro Erhabor	**License:**	CC0

[i56] - 004_003_003_image_knorpelgewebe.jpeg
https://upload.wikimedia.org/wikipedia/commons/e/ee/Hypertrophic_Zone_of_Epiphyseal_Plate.jpg

Date:	2010-02-22	**por:**	Robert M. Hunt~commonswiki
Artista:	Robert M. Hunt	**License:**	Public domain

[i57] - 005_001_001_image_pilates.jpeg
https://upload.wikimedia.org/wikipedia/commons/9/91/Pilates_01.jpg

Date:	2008-02	**por:**	ISED
Artista:	J. Vílchez	**License:**	Public domain

[i58] - 005_001_001_image_tai_chi.jpeg
https://upload.wikimedia.org/wikipedia/commons/c/ca/Haikou_People%27s_Park_-_people_practicing_t%27ai_chi_ch%27uan_%28tai_chi%29_-_01.jpg

Date:	2012-04-17	**por:**	Anna Frodesiak
License:	CC0		

[i59] - 005_001_001_image_wassergymnastik.jpeg
https://upload.wikimedia.org/wikipedia/commons/8/8a/US_Navy_050816-M-4322H-001_Participants_of_the_Marine_Corps_Community_Services_water_aerobics_class_take_a_short_rest_after_treading_water_in_the_pool.jpg

Date:	Taken	**por:**	BotMultichillT
Artista:	U.S. Marine Corps photo by Cpl. Martin R. Harris	**License:**	Public domain

[i60] - 005_001_002_image_physiotherapeut.jpeg
https://upload.wikimedia.org/wikipedia/commons/8/8c/Physical_Therapists_at_work.jpg

Date:	2011-03-07	**por:**	Jnyles
Artista:	_US_Navy_100723-N-7214P-020_Machinist's_Mate_Fireman_George_F._Avinger_practices_cone_drills_during_physical_therapy_in_the_Comprehensive_Combat_and_Complex_Casualty_Care_facility_at_Naval_Medical_Center_San_Diego.jpg	**License:**	Public domain

[i61] - 005_001_002_image_fitnessband.jpeg
https://upload.wikimedia.org/wikipedia/commons/c/cd/Fitness_bar_with_resistance_tube.jpg

Date:	2024-01-24	**por:**	Corn cheese
License:	CC0		

[i62] - 005_001_002_image_hantel.jpeg
https://upload.wikimedia.org/wikipedia/commons/f/f2/Kurzhanteln_2_x_15_kg_2v2.jpg

Date:	2021-07-15	**por:**	Singlespeedfahrer
License:	CC0		

[i63] - 005_002_001_image_nikotin.jpeg
https://upload.wikimedia.org/wikipedia/commons/7/7c/Leaf_epidermis.jpg

Date:	desconocido	**por:**	Calliopejen1
Artista:	Louisa Howard (Dartmouth electron microscope facility)	**License:**	Public domain

[i64] - 005_003_001_image_antibiotika.jpeg
https://upload.wikimedia.org/wikipedia/commons/5/59/Staphylococcus_aureus_%28AB_Test%29.jpg

Date:	1972	**por:**	Chb
Artista:	CDC / Provider: Don Stalons	**License:**	Public domain

[i65] - 005_003_001_image_leber.jpeg
https://upload.wikimedia.org/wikipedia/commons/5/53/Secondary_tumor_deposits_in_the_liver_from_a_primary_cancer_of_the_pancreas.jpg

Date:	2002	**por:**	Haymanj
License:	Public domain		

[i66] - 005_003_003_image_laborparameter.jpeg
https://upload.wikimedia.org/wikipedia/commons/0/0c/Barbara_Askins%2C_Chemist_-_GPN-2004-00022.jpg

Date:	1978	**por:**	BotMultichillT
Artista:	NASA	**License:**	Public domain

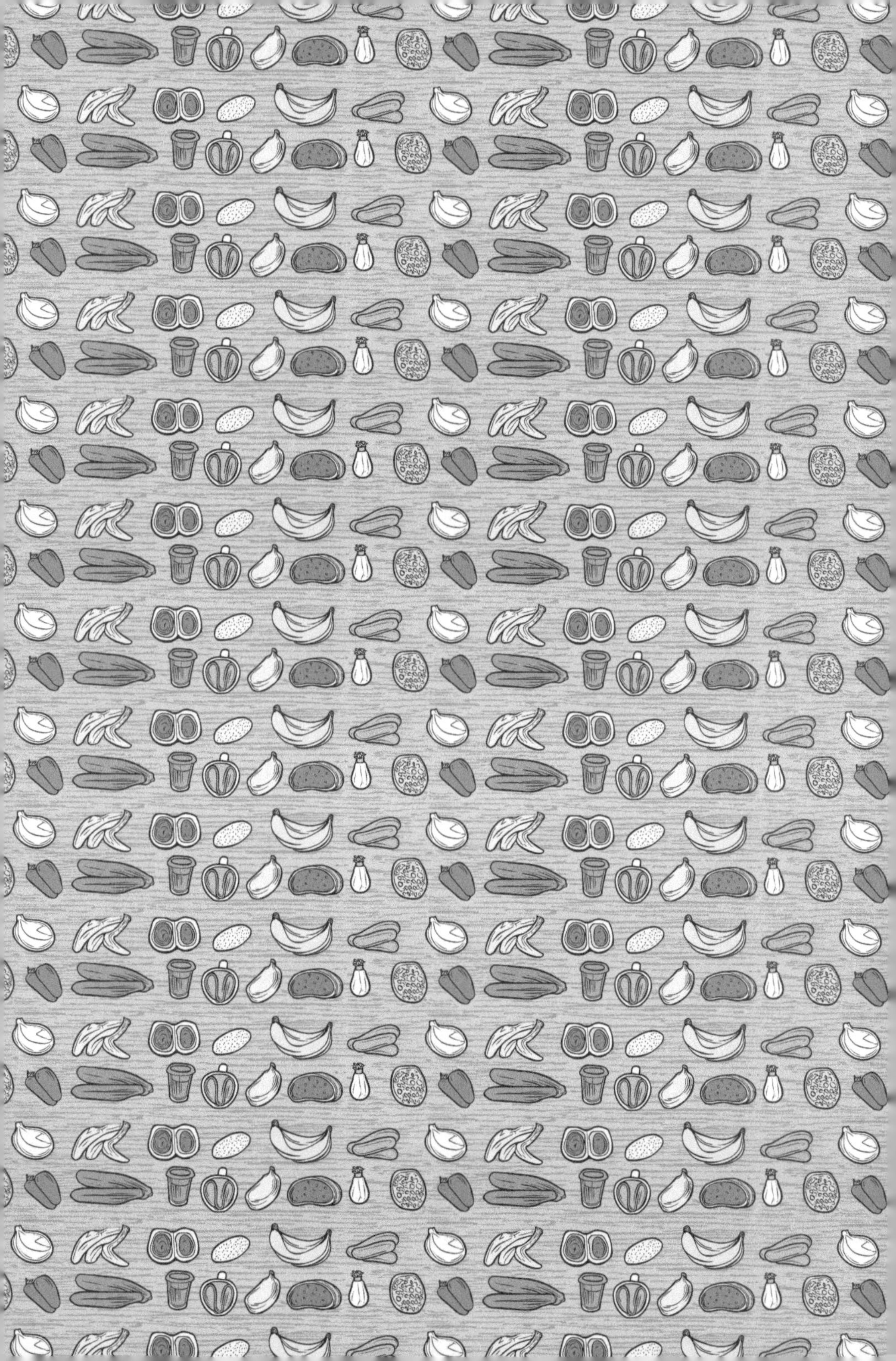

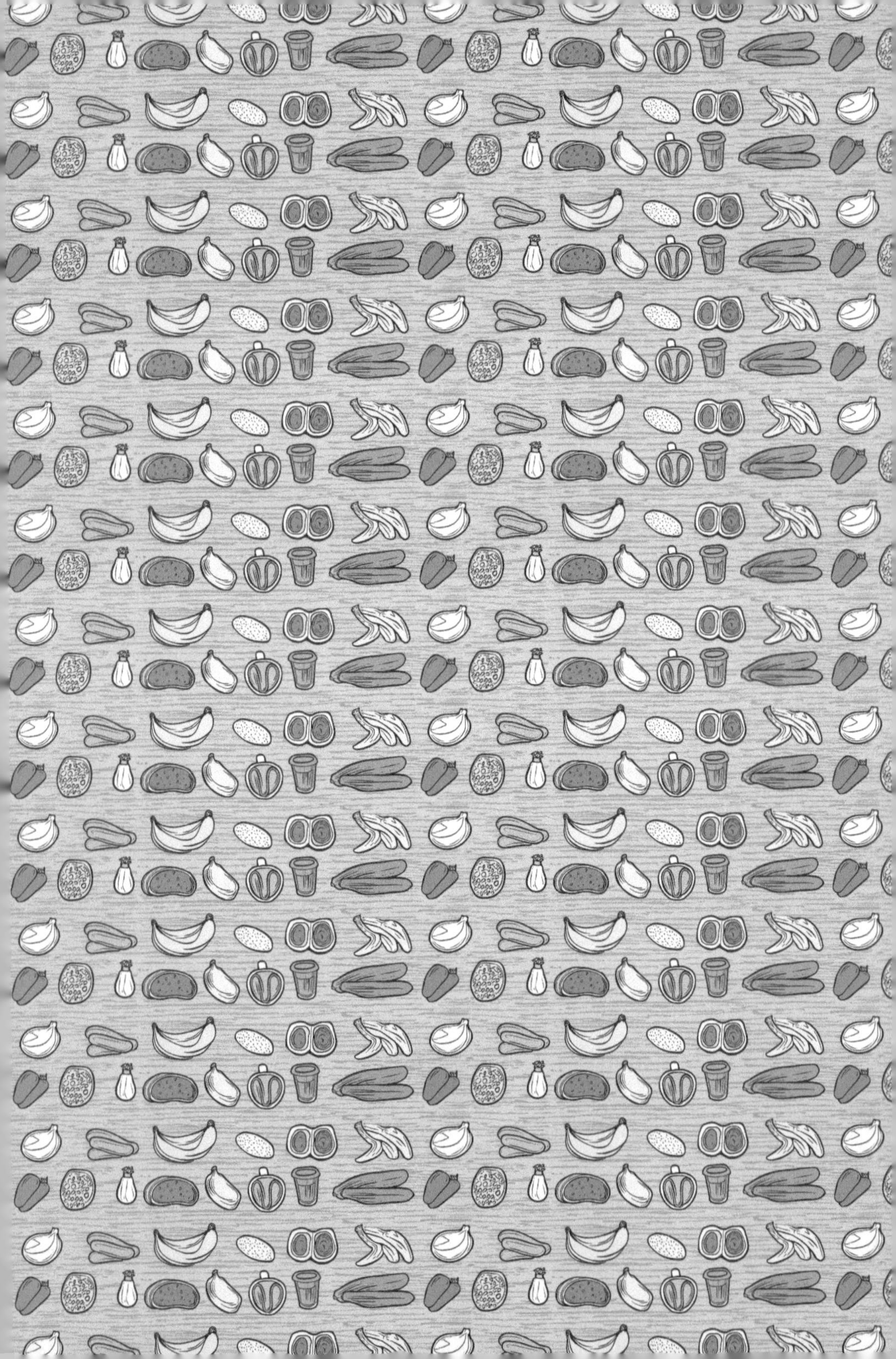

FSC
www.fsc.org
MIX
Papier | Fördert
gute Waldnutzung
FSC® C083411

Kolibri 360 GmbH
Ferdinand-Jühlke-Straße 7
99095 Erfurt, Deutschland
produktsicherheit@kolibri360.de